歯科衛生士テキスト 生　理　学

執　筆

大阪歯科大学名誉教授　　覚道幸男

大阪歯科大学名誉教授　　吉田　洋

大阪歯科大学名誉教授　　西川泰央

元朝日大学歯学部教授　　杉村忠敬

大阪歯科大学非常勤講師　内橋賢二

学建書院

改訂に当たって

　生理学の知識を習得するには，生理学用語の意義および他の用語との関連性などについて熟知することが必要である．このことは歯科衛生士試験においても要求されるので，同試験における過去の出題内容も考慮して，このたびも引き続き改訂することにした．将来も，歯科衛生士に求められる新たな知識の修得や，出題基準の見直しなどに対応した改訂を実行していきたいと思う．

平成 20 年 12 月

著者一同

はじめに

　臓器の病気は，その臓器の働きが異常になった状態であると考えてよい．だから，一般の医学および歯科医学においては，臓器の働きが異常であるか正常であるかを見極めることはきわめてたいせつなことである．臓器のこの正常な機能を研究する学問が生理学である．
　詳しいことは本文の第 1 章を見ていただくとよいが，歯科衛生士専門学校において，なぜ生理学を学ぶかを十分認識していないと，歯科衛生士としてその責務を全うすることはできない．
　私たちはこれまで，主として歯科衛生士向けの生理学の教科書の執筆にたずさわってきた．昭和 58 年，歯科衛生士の向上を目的とする教授要綱が発表されたのを機に，このたび学建書院から歯科衛生士専門学校の「テキスト」としての「生理学」の教科書執筆の依頼を受けた．
　この本は教授要綱に基づいて書いたことはもちろんであるが，私たちがこれまでに執筆した「歯学生理学概論」や「要説歯学生理学」の内容あるいは歯科衛生士専門学校における授業の進め方についての，私たちの長年の経験を生かしたつもりである．ことに，知識をまとめやすいようにするために，できるだけ主要項目を見開き 2 頁に収めるようにし，また図や表を多くして二色刷にした．
　本書が広く歯科衛生士専門学校のテキストとして利用されることを願うしだいである．

昭和 63 年 2 月

著者一同

CONTENTS

1. 生理学および口腔生理学の意義

生理学の意義 — 2
生命の特性および生命現象 — 3
口腔生理学の意義 — 4

2. 細 胞

細胞の構造物の機能 — 6
細胞の基本的な機能 — 8

3. 体 液

血 液 — 11
1．血液の成分および機能 — 11
2．血液凝固 — 14
3．血液の水素イオン濃度（pH），緩衝系 — 15
4．血液型 — 16
組織液，リンパ液および脳脊髄液 — 17
1．組織液およびリンパ液 — 17
2．脳脊髄液 — 18

4. 体液の循環

血液循環 — 20
1．血液循環の目的および意義 — 21
2．心筋の特性 — 22
3．心臓および血管の機械的作用 — 23
4．心臓の電気現象 — 24
5．血 圧 — 25
6．血液循環の調節 — 26
7．ショック — 27
リンパ循環 — 28

5. 呼 吸

肺気量 — 30
呼吸運動 — 31
血液ガス — 32
呼吸の調節 — 34

6. 消化および吸収

消 化 — 36
1．消化液の分泌 — 36
2．消化管の運動 — 39
吸 収 — 41
肝臓の機能 — 42

7. 尿の生成および排出

- 腎臓 ……… 44
- 尿 ……… 45
- 尿の生成機序 ……… 46
  1. 腎小体における濾過 ……… 46
  2. 尿細管における再吸収，分泌および排泄 ……… 47
- 3. クリアランス ……… 47
- 腎機能の調節 ……… 48
  1. 神経性調節 ……… 48
  2. 液性調節 ……… 48
- 排尿の機序 ……… 48

8. 代謝

- エネルギー代謝 ……… 50
  1. 基礎代謝（量） ……… 50
  2. エネルギー所要量 ……… 50
- 栄養素のエネルギー量の測定 ……… 51
  1. 栄養素の熱量 ……… 51
  2. 呼吸商 ……… 52

9. 体温

- 体温 ……… 54
- 体熱の産生 ……… 55
- 体熱の放散 ……… 55
  1. 輻射性熱移動（放射性熱移動） ……… 56
  2. 伝導性熱移動および対流性熱移動 ……… 56
  3. 水分蒸散（不感蒸散） ……… 56
- 発汗（有感蒸散） ……… 56
  1. 汗腺 ……… 56
  2. 汗の成分 ……… 57
  3. 発汗（有感蒸散）の機序 ……… 57
  4. 汗腺の神経支配および発汗中枢 ……… 58
- 体温調節 ……… 58

10. 内分泌

- ホルモンの定義 ……… 60
- ホルモンの分泌調節 ……… 61
  1. 下垂体前葉ホルモン ……… 61
  2. 下垂体後葉ホルモン ……… 61
  3. 甲状腺ホルモン ……… 61
  4. 副甲状腺ホルモン（上皮小体ホルモン，パラソルモン） ……… 62
  5. 副腎皮質ホルモン ……… 62
  6. 副腎髄質ホルモン（カテコールアミン） ……… 62
  7. 膵臓ホルモン ……… 62
  8. 性腺ホルモン（性ホルモン） ……… 63
- ホルモンの作用および分泌異常疾患 ……… 63
  1. 下垂体前葉（腺下垂体） ……… 63
  2. 下垂体中葉 ……… 64
  3. 下垂体後葉（神経性下垂体） ……… 64
  4. 甲状腺 ……… 65
  5. 副甲状腺（上皮小体） ……… 66
  6. 副腎皮質 ……… 66
  7. 副腎髄質 ……… 67
  8. 膵臓 ……… 68
  9. 性腺 ……… 68
  10. 胸腺 ……… 69
  11. 松果体 ……… 69

11. 生　殖

女性の生殖機能 — 70
　1．卵巣の機能 — 70
　2．月　経 — 71
　3．受　精 — 72
　4．胎　盤 — 72
　5．分　娩 — 72
　6．乳汁分泌 — 72
　7．授　乳 — 73
男性の生殖機能 — 74
　1．精　子 — 74
　2．勃　起 — 74
　3．射　精 — 75

12. 筋

骨格筋 — 76
　1．骨格筋の収縮 — 76
　2．筋収縮の機序 — 78
　3．筋収縮時の熱発生 — 80
　4．筋電図 — 80
　5．神経筋単位 — 80
心　筋 — 81
平滑筋 — 81

13. 神　経

神経の興奮の伝導および伝達 — 84
　1．神経系の概論 — 84
　2．興奮の伝導 — 85
　3．興奮の伝達 — 86
末梢神経系の生理 — 87
　1．体性神経系 — 87
　2．自律神経系 — 88
中枢神経系の生理 — 91
　1．伝導路としての機能 — 91
　2．中枢としての機能 — 92

14. 感　覚

感覚の一般的性状 — 99
　1．感覚刺激 — 99
　2．刺激閾および弁別閾 — 99
　3．反応時間 — 99
　4．順　応 — 99
　5．投　射 — 100
視　覚 — 100
　1．光感覚 — 100
　2．色感覚 — 102
　3．単眼視 — 103
　4．両眼視 — 104
　5．眼球運動 — 104
　6．眼の保護作用 — 105
　7．視覚の伝導路および視覚野 — 105
聴　覚 — 106
　1．外耳および中耳の機能 — 107
　2．内耳の機能 — 107
　3．聴　野 — 108
　4．聴覚の伝導路および聴覚野 — 108
平衡感覚 — 108
　1．球形嚢および卵形嚢の機能 — 109
　2．半規管の機能 — 109
　3．姿勢反射（迷路反射） — 110
嗅　覚 — 110
深部感覚 — 110
内臓感覚 — 111

15. 歯および歯周組織の生理

- 歯の機能 ……… 112
- 歯の硬組織の生理 ……… 112
  1. 歯の硬組織の組成 ……… 112
  2. 歯の硬組織の物理的性状 ……… 113
- 歯髄の生理 ……… 115
  1. 歯髄の機能 ……… 115
  2. 歯髄の代謝および組成 ……… 115
- 歯周組織の生理 ……… 116
  1. 歯肉の生理 ……… 116
  2. セメント質の生理 ……… 116
  3. 歯槽骨の生理 ……… 116
  4. 歯根膜の生理 ……… 116

16. 咬合および顎運動

- 咬合および下顎位 ……… 120
  1. 咬頭嵌合位および中心咬合位 ……… 120
  2. 中心位および最後退位 ……… 121
  3. 安静位 ……… 121
- 顎運動（下顎運動） ……… 122
  1. 矢状面における切歯点の運動 ……… 122
  2. 矢状面における下顎頭の運動 ……… 124
  3. 水平面における切歯点の運動 ……… 125
  4. 水平面における下顎頭の運動 ……… 125
  5. 顎運動におけるてこの働き ……… 126

17. 咀嚼および吸啜

- 咀嚼の目的 ……… 128
- 咀嚼の意義 ……… 128
- 咀嚼の様式 ……… 129
- 咀嚼能力 ……… 129
- 咀嚼筋の機能 ……… 130
- 下顎反射 ……… 131
- 咬合力および咀嚼力 ……… 132
- 口唇，頬，舌および口蓋の生理機能 ……… 133
- 歯に対する口唇圧，頬圧および舌圧 ……… 133
- 吸啜（吸啜運動） ……… 134

18. 嚥下および嘔吐

- 嚥下（嚥下反射） ……… 136
- 無歯顎者における嚥下 ……… 138
- 異常嚥下 ……… 138
- 誤嚥およびその予防 ……… 138
- 嘔吐（嘔吐反射） ……… 139

19. 唾液腺および唾液

- 唾液腺の構造 ……… 140
- 唾液の分泌 ……… 141
  1. 分泌唾液の種類 ……… 141
  2. 唾液の生成 ……… 141
  3. 唾液の分泌刺激および分泌神経 ……… 142
- 唾液の性状および組成 ……… 143
- 唾液および唾液腺の生理作用 ……… 145
- 唾液と歯科臨床 ……… 146
  1. 唾液と齲蝕 ……… 146
  2. 唾液と歯周疾患 ……… 147
  3. 唾液と全身性疾患 ……… 147
  4. 唾液と口呼吸 ……… 147

20. 口腔感覚

口腔粘膜の感覚（表面感覚） —— 150
1. 口腔粘膜における感覚点の分布 —— 151
2. 口腔粘膜の触覚 —— 151
3. 口腔粘膜の痛覚 —— 152
4. 口腔粘膜の温度感覚〔温（感）覚および冷（感）覚〕 —— 152

歯の触覚，圧覚および位置感覚ならびに咬合感覚 —— 152
1. 歯の触覚，圧覚および位置感覚 —— 152
2. 咬合感覚 —— 153

口腔の深部感覚 —— 154
1. 下顎の位置感覚および運動感覚 —— 154
2. 舌の位置感覚および運動感覚 —— 154

歯痛 —— 154
1. 痛覚の一般的性状 —— 154
2. 象牙質の痛覚 —— 155
3. 歯髄の痛覚 —— 156
4. 歯根膜の痛覚 —— 156
5. ガルバニー電流による歯痛 —— 156
6. 関連痛（連関痛） —— 156

味覚 —— 157
1. 味覚の生理学的，口腔生理学的意義 —— 157
2. 味覚受容器 —— 158
3. 味覚の生理学的特性 —— 159
4. 義歯と味覚 —— 161
5. 味覚の神経機構 —— 161

21. 発声および発音

発声器官 —— 164
発声の機序 —— 165
音声の性状 —— 165
1. 音声の調子（高低） —— 165
2. 音声の強弱（大きさ） —— 166
3. 音声の音色 —— 166

音声の種類 —— 166
1. 胸声および頭声 —— 166
2. 裏声および地声 —— 167

言語音の形成 —— 167
1. 母音 —— 167
2. 子音 —— 168
3. 半母音 —— 168

調音運動および音声の記録ならびに発音検査法 —— 168

発声および発音の中枢神経機構 —— 169
1. 前頭言語野（ブローカ野，運動性言語中枢） —— 170
2. 側頭言語野（ウェルニッケ野，感覚性言語中枢） —— 170

歯科臨床と発音障害 —— 170

索引 —— 172

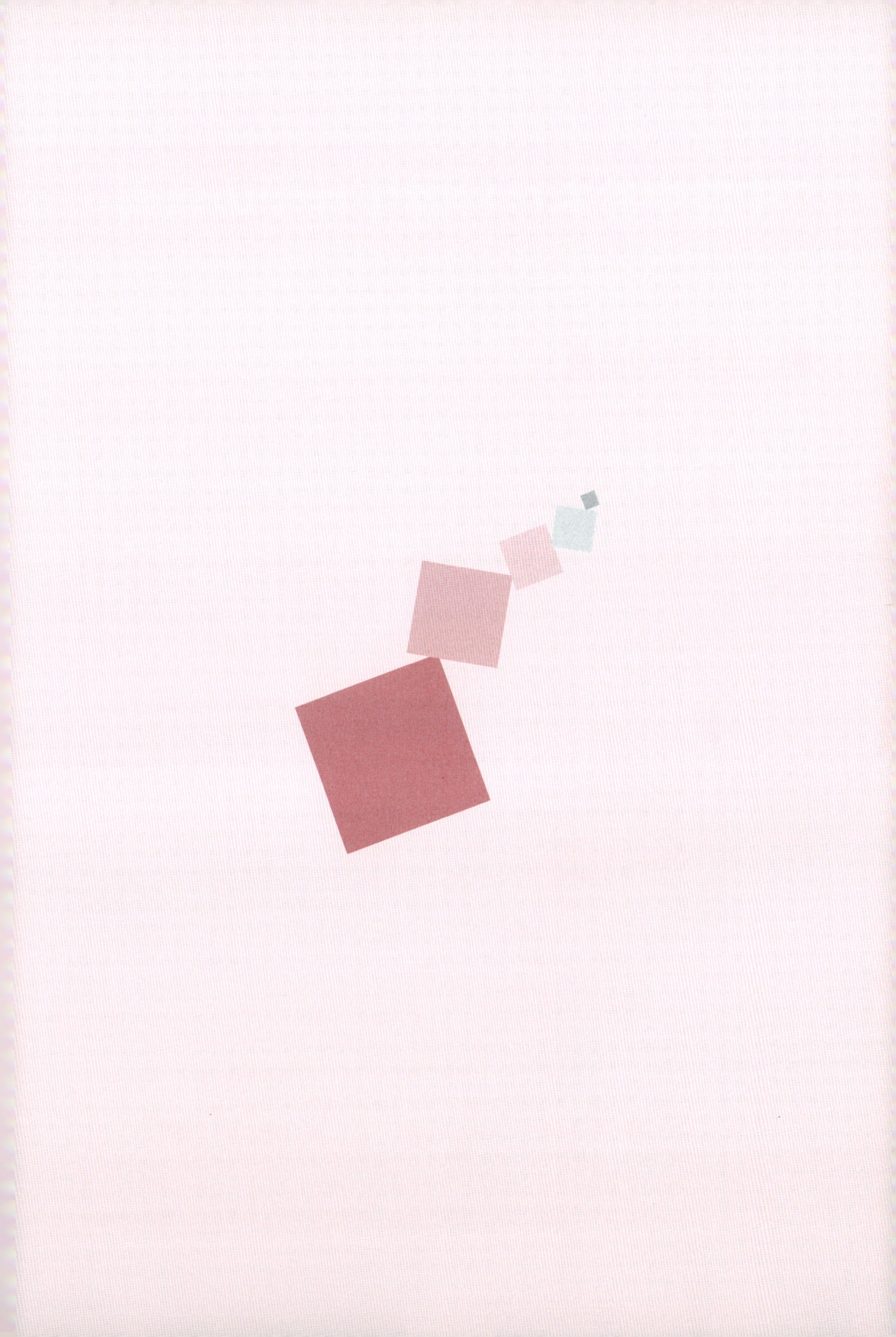

1 生理学および口腔生理学の意義

■ 生理学の意義

　生理学（physiology）は生体が現す特有な現象，すなわち生命の特性，生命現象の機序を研究する自然科学である．そのため，生理学は無生物を対象とする自然科学，たとえば物理学や化学の理論を基盤として，生命現象の観察や実験が繰り返されて進歩発展してきた学問である．しかし，生命現象には物理学や化学の理論と矛盾する現象も認められ，その矛盾こそ生命そのものであるといっている学者もあった．しかし，その矛盾と思われていた現象も自然科学の進歩とともに次第に解明されてきた．

　生理学はその対象とする生物の種類によって，植物生理学，動物生理学および人体生理学あるいは医科生理学に分けられるが，医科ではその対象はもちろん人体であるから，人体生理学が教えられる．しかし，人体の生命現象の機序を人体で直接研究することはきわめて困難であることが多いので，動物生理学の知識が利用されることが多い．

　自然科学の研究方法が進歩するにつれて，生命現象のうち化学的な面は，生化学で取り扱われるようになった．今日では，生理学は，主として生命現象の物理的な面を扱う学問（生物物理学）であり，細胞の微細構造とその機能とを分子レベルで研究する分子生物学の一分野である．しかし，マクロ，ミクロに関係なく，生体の形態・構造と機能，あるいは生化学的な機能と物理的な機能とはそれらを分離して考えることはできないため，これらのすべてを総合的に研究してはじめて生理学の全貌を知ることが可能となる．physiology（身体についての学問）の語源が physis（自然，身体）と logos（論理，学問）とから合成されてできた用語であることを考えれば，生理学は生物学の一部門であるというよりもむしろ，人体を対象とした医学という応用科学の基礎学としていかに重要な位置を占めているか，そして医学を学ぶ者にとって生理学の占める役割がいかに大きいかが理解できるであろう．

　また，生理学は細胞または組織の機能を対象とする細胞生理学および臓器あるいは器官を対象とする臓器生理学あるいは器官生理学とに分けられる．たとえば，心臓生理学や神経生理学は後者の例である．また，種々の細胞および臓器あるいは器官の基本的な機能を総括的に考究する一般生理学または生理学総論あるいは基礎生理学と，臓器生理学と同義の生理学各論とに分類されている．口腔生理学はもちろん臓器生理学である．なお，循環生理学や感覚生理学などのように，器官の機能を

対象とした分類もある．

生命の特性および生命現象

　生命そのものは，眼には見えないが，生命現象として眼に見える形として把握できる．生命には次の特性がある．
　① 細胞がある．細胞の内部と外界との間に境界（細胞膜）がある．
　② RNA〔リボ核酸．mRNA（メッセンジャー RNA）ともいう〕は，DNA（デオキシリボ核酸．遺伝子の化学的本態である）の遺伝情報を写しとり，その設計図どおりにアミノ酸を並び換えてタンパク質を合成し，自己複製，自己増殖をする．
　③ 自己維持できる．代謝をしている．
　④ 進化をする．
　細胞はその機能が何であろうと，生命を維持していくためには，細胞の周囲の環境（内部環境）から栄養素を摂取して，物質を合成（同化），分解（異化）して，そのときに生ずるエネルギーによってその細胞固有の機能を営み，不要産物を細胞外に排出する．また，細胞は分裂，増殖，そして老化して死滅する．したがって，生命現象は，物質代謝であり，エネルギー代謝であり，形態変化でもある．
　生体に認められる以上の特徴は，単細胞動物においても認められる各細胞に共通した基本的な現象である．しかし，人体のような多細胞動物では種々の細胞が組み合わさって器官として細胞のレベルよりも高度な機能を営むためには，各器官の機能間に調和が必要となってくる．ある器官の機能がとくに亢進しても，また逆に低下しても，個体はその生命を維持することができなくなる．したがって，個体は各器官の単なる集合体ではなくて，個体には各器官の機能を自己調節する機構ならびに各器官の機能を統合して調節する機構，すなわち神経性調節および液性調節（ホルモンなどの体液内の化学物質によって行われる調節）が存在している．
　以上のような機構によって各器官の機能の調和（動的平衡）がとれているため，生体はつねにその恒常性（生体恒常性，ホメオスタシス）を維持することができる．もし器官のこの調和がとれず，生体恒常性が乱れると病気となり，生体恒常性を維持する能力が不可逆的になくなると死に至る．しかし，通常，生体恒常性の異常は生体がもつ自然治癒能によって正常に戻されている．もし自然治癒能によっても回復不能である場合には薬物療法などによって自然治癒を助け，病気の回復を助長する方法がとられる．そのため，医学における生理学は，他の基礎医学および臨床医学にとって，生体恒常性が正常に維持されているかどうかを知るための基礎となる重要な基礎医学である．臨床生理学，病態生理学あるいは応用生理学が必要となるゆえんである．生理学がなければ臨床医学は成り立たない．

■ 口腔生理学の意義

　口腔生理学は臓器生理学の一部門であり，また口腔は消化器官のはじまりであるから，全身の各器官の機能系列としては消化器系に属する．

　しかし，歯科医学では口腔の諸器官のことを，とくに咀嚼系と呼び，歯科臨床では，顎口腔系あるいは顎顔面系という用語も用いられる．それは咀嚼機能が口腔のおもな機能であり，歯科臨床で行われる機能回復は咀嚼機能がその最たるものであるからであろう．口腔の機能には，唾液分泌や味覚を含めての広義の咀嚼機能のほかに，発声，発音，談話および呼吸に関する機能もあり，また口腔の機能のなかには口腔疾患と全身疾患との関係からも無視できないものもある．

　口腔の疾患を予防あるいは治療してその正常な機能を回復し，さらに口腔疾患に基因する全身の機能異常あるいは全身疾患による口腔の機能異常を正常にすることを目的とする臨床歯科学は，生理学がなければ成立しないことは医学における場合と同様である．しかし，歯科医学そのものは臨床医学の一分科であるから，歯学において教えられる生理学（歯学生理学）はそれを臓器生理学としての口腔生理学としてだけではなくて，臨床生理学および臨床口腔生理学を包含した生理学として認識することがとくに大切である．

　ことに，歯科医学において治療の対象となる機会の多い臓器である歯，とくにその硬組織は，歯がいったん口腔内に萌出すると生命現象を端的に具現しているとは認めがたい組織である．歯の硬組織には自然治癒能や組織の修復能あるいは再生能はまったくなく，一度疾患に罹って歯質が崩壊されてしまうと，その崩壊した欠損部を人工物で修復してその形態と機能とを回復しないかぎり，歯の正常な機能を発揮させることはできない．そのため歯は他の臓器に比べてますます無生物として取り扱われてしまうことになる．現に日常の歯科臨床ではややもすれば，歯は生きものであることを忘れてしまっているのではないかと思われることがある．それは歯を生きものと考えなくても（生理学的な扱いをしなくても），その硬組織は無生物（補綴物）によって修復可能であることに原因しているのかもしれない．しかし，たとえ歯の硬組織が生命現象を示していなくても，修復されたその歯は生きている人間の臓器の一部であり，またその修復された歯を用いているのは生きている人間であることには違いはない．もし補綴物が元の臓器の代用品として生体の機能を発揮させられず，またその補綴物を口の中で用いる人間がそれを使いこなせなければ，歯の疾患を治療したことにはならないし，また歯の疾患は治癒していないということになる．たとえ人工物を作製するにしても，それを利用するのがヒトである以上，それを使用するときの生体の機能についての知識が不可欠であることの例は，私たちの周囲には無数にある．

　歯科臨床においては，無生物を扱うからこそ，医学以上に生理学的なものの考え方，すなわち人間工学の知識が要求される．そして臓器生理学としての口腔生理学だけではなくて，歯科疾患の治療のための臨床生理学あるいは病態生理学，また天

然歯列者（乳歯列者，混合歯列者および永久歯列者）や無歯顎者あるいは義歯装着者の口腔生理学ならびに成人はもちろん幼児，小児および老人の生理学など，ヒトの一生涯にわたる広範囲の生理学の知識が必要である．

　なお，本書では，口腔における消化，表面感覚および味覚は口腔生理学の項で述べる．

2 細　　胞

細胞にはその形態や機能によって多くの種類があるが，どの細胞にも共通した基本的な構造および機能が認められる．

細胞の構造物の機能

細胞の外表面は細胞膜（原形質膜）で覆われ，その内部には原形質，核（原則的には1個だが，数個の場合もある），ミトコンドリア（糸粒体），粗面小胞体，リソーム，ゴルジ装置およびその他の顆粒状物質が存在している（図 2-1）．

◆ 細胞膜

細胞膜は，リン脂質が二重に平行に並んでいる層（リン脂質二重層）とそれを貫いているタンパク質（糖タンパク．ゴルジ装置で，タンパク質に糖鎖が転化される）から構成されている（図 2-2）．糖鎖は，グルコースやガラクトースなどが鎖のようにつながった物質で，タンパク質の構造を安定させるとともに，細胞の増殖，分化および免疫作用などに関与している．

細胞膜では，一般に物質の透過はリン脂質二重層膜によって妨げられるが，種々の物質輸送機構によって物質は選択的に透過される．細胞膜に存在する担体（キャ

図 2-1　細胞の基本構造

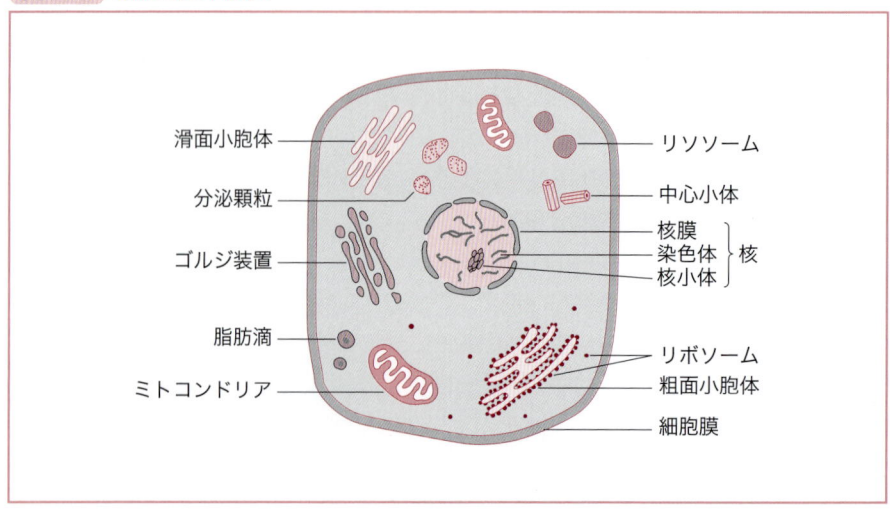

図 2-2 細胞膜の構造

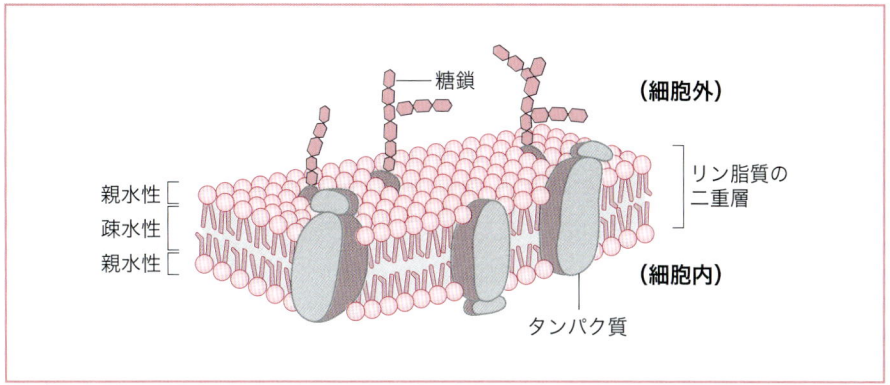

リア，特定物質と可逆的に結合して，その輸送や膜透過を助ける物質）および小孔（イオンチャネル）は特定の物質に対してとくに高い透過性（選択的透過性）を与え，酵素はホルモンや生物活性物質と細胞膜中の構造物との反応に関与している．

◆ 原形質

　化学的組成は主として，水（約 85％），タンパク質（約 10％），脂質（約 2％），糖および塩類などである．原形質にはタンパク質と脂質からなる，微細な小胞や小管を有する網目状の構造物が存在している．

◆ 核

　核膜によって包まれた構造体で，1 個または数個の核小体（RNA が含まれている）および染色体（クロマチン．DNA，ヒストンタンパク，非ヒストンタンパク，糖質および脂質などから構成されている）をもっている．核膜の外側には，細胞分裂（有糸分裂）に際して重要な役割をはたしている中心小体が存在する．

◆ ミトコンドリア

　長さ $7 \sim 8\,\mu m$，幅 $1 \sim 2\,\mu m$ の棒状あるいはわらじ状の構造物で，ときには粒子状のこともある．アデノシン三リン酸（ATP）合成酵素および多数の呼吸系の酵素を含んでおり，グリコーゲンやブドウ糖が分解されて，細胞のエネルギーが産生される．

◆ 粗面小胞体

　リボソーム（RNA タンパク複合体粒子）を表面に付着する細胞内膜構造（小胞体）である．リボソームは原形質におけるタンパク質の生合成に関与している．

◆ リソソーム

　大きさ $0.3 \sim 0.8\,\mu m$ の構造物である．その中には多数の加水分解酵素（糖質，タンパク質，脂質あるいはリン酸化合物などに対する分解酵素）を含んでいる．通常，限界膜をもっていて，細胞内に取り込まれた異物を分解する役割をはたしている．

◆ ゴルジ装置

　糖を合成し，物質を濃縮する．

◆ 顆粒状物質

外分泌細胞，内分泌細胞，神経細胞（シナプスや神経終末部）および色素細胞などには，多量の分泌顆粒や色素顆粒が含まれている．

細胞の基本的な機能

細胞の基本的な機能は，受動輸送，能動輸送ならびに興奮および電気現象である．

◆ 受動輸送

細胞膜内外の物質がその濃度勾配に従って移動する現象で，とくにエネルギーを必要としない．拡散，浸透（現象），濾過などは，その例である．

◆ 能動輸送

細胞内外の物質が，担体の働きによって，物質の濃度勾配に逆らって，輸送〔担体（性）輸送〕される現象である．エネルギーを必要とする．食作用（好中球やマクロファージなどの食細胞がタンパク質，色素，異物など，形のある，ある程度大きな物質を偽足で包み込むようにして細胞内に取り込む作用）および飲作用（細胞膜が受動的にくぼんで外液に溶けた，ある程度大きな分子を溶液の状態で包み込むようにして細胞内へ取り入れる現象）は能動輸送の一種である．

◆ 興奮，電気現象

興奮とは，刺激によって生ずる器官，組織，細胞の一過性の活動状態である．狭義には，神経細胞，筋細胞などの興奮性組織が活動電位を発生する現象をいう．

興奮性組織では，非興奮時には，細胞外では Na^+ が，細胞内では K^+ が多く（p.10，図 3-1 参照），細胞内電位は細胞外電位よりも低い（細胞内電位は陰性，細胞外電位は陽性である）．この細胞膜内外に存在する電位差を静止電位（膜電位）という．

興奮性組織が刺激されると，細胞膜に存在するナトリウムチャネル（Na^+ の選択的透過路）が開いて，細胞外の Na^+ が細胞内に流入し〔カリウムチャネル（K^+ の選択的透過路）は閉じているから，細胞内の K^+ は細胞外に流出しない〕，膜電位がゼロ電位を超えて負から正に移行して，細胞内電位は陽性，細胞外電位は陰性となって活動電位（活動電流）が発生する〔この電位をオーバーシュート（電位）という〕．

興奮が終わると，カリウムチャネルが開いて，K^+ は細胞外に出る．次いで，細胞内の Na^+ は細胞外に能動輸送され（この能動輸送機構をナトリウムポンプという），それに伴って細胞外の K^+ は Na^+ と交換して細胞内に取り込まれ，元の静止電位に戻る（p.24，図 4-5 参照）．

心電図（p.25，図 4-6 参照）や筋電図（p.80，図 12-6 参照）は心臓，筋の活動電位の記録図である．神経線維の興奮の有無や状態もその活動電位によって知ることができる．

Memo

3 体液

　体液は細胞内液と細胞外液とに分けられ，細胞外液は，さらに血管やリンパ管を流れる循環液と，血管外にあって細胞を浸している間質液（組織液）とに区分される．それぞれの体液の割合は次のとおりである．

　乳児では体重の 70〜80％は体液であるが，成人では 55〜60％に減少し，さらに増齢的に漸減する．しかし，高齢者でも 50％以下になることはほとんどない．

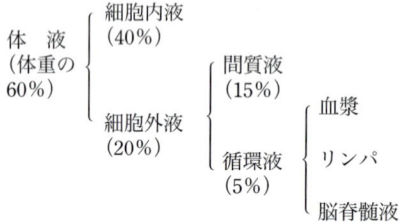

　細胞内液と細胞外液とでは，その組成は異なる（**図 3-1**）．

図 3-1 血漿，間質液および細胞内液の組成の比較

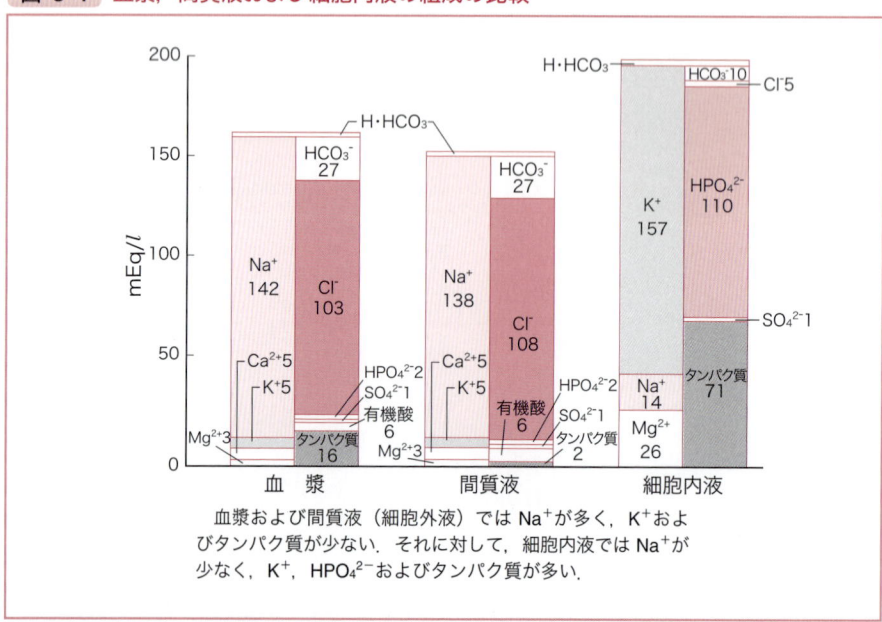

血漿および間質液（細胞外液）では Na^+ が多く，K^+ およびタンパク質が少ない．それに対して，細胞内液では Na^+ が少なく，K^+，HPO_4^{2-} およびタンパク質が多い．

（河原克雄：体液浸透圧，標準生理学（本郷利憲ほか監修），第 6 版，医学書院，2005）

■ 血　液

血液には次のような働きがある．
① 酸素，炭酸ガス，栄養素および老廃物を運搬して，全身の細胞，組織の環境（内部環境）の恒常性を維持させている．
② ホルモンやその他の化学物質を運搬して，生体の各機能を調節している．
③ 特定の臓器で産生された体熱を全身に運んで体温を均一にしている．
④ 体液のpHや浸透圧を調整したりして，その恒常性を維持している．
⑤ 免疫物質の作用や白血球の食作用などによって生体を防御している．

1 血液の成分および機能

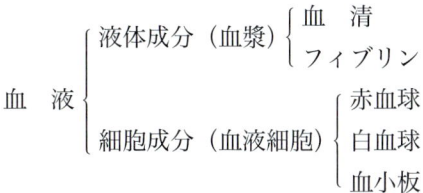

全血液量は体重の約8％（1/13），すなわち成人では5〜6lである．
全血液の75％は静脈中に，20％は動脈中に，5％は毛細血管内に存在する．

a．血漿および血清

血漿は，水分（約91％），タンパク質（7％），無機質（1％）およびその他の有機化合物（残りの約1％）から，タンパク質はアルブミンおよびグロブリン（フィブリノゲンを含む）から構成されている．血漿の水分は種々の物質を溶解して運搬する働きをしている．

血液を凝固させて得られる上清（血清）は，フィブリンを含んでいないので，凝固しない．

血漿（血清）アルブミンには次のような働きがある．
① 血漿タンパクと組織タンパクとの動的平衡を保っている．タンパク欠乏時には，アルブミンは減少する．
② 膠質浸透圧（コロイド浸透圧，タンパク質のもつ浸透圧）として，血液組織液間の水分の移動および体液量を調節し，組織液や尿の生成に関与している．膠質浸透圧は食塩水の浸透圧の値より小さいが，その意義は大きい．
③ 血液に一定の粘度を与え，血流を調節する．
④ 種々の物質（色素，薬物）を結合させて運搬する．
⑤ 緩衝作用を有する〔タンパク（質）緩衝系という〕．

b．赤血球

赤血球は，平均直径が7μm，体積90μm^{3}の中央部が陥凹した円板状の無核細胞

である．核がないから，赤血球は容易に変形して毛細血管のすみずみまで到達できる．

赤血球の数は，血液 1 mm³ 中に，男性では約 500 万，女性では約 450 万である．

赤血球は，幼児期には長管骨の赤色骨髄で，青年期以後では扁平骨の骨髄でつくられる．

赤血球の新生はエリスロポエチン（腎で生成，骨髄に働くホルモン）によって促進される．

赤血球の寿命は平均 120 日である．赤血球は脾臓や肝臓で破壊され，胆汁色素になる．

一定の血液中の赤血球の占める相対的容積比（％），すなわちヘマトクリット値は男性では 42〜45％，女性では 38〜42％，また幼児では 38〜45％ である．

赤血球中には，血色素〔ヘモグロビン（Hb）：鉄を結合したタンパク質〕がある．血色素はたやすく酸素と結合し〔オキシヘモグロビン（酸素化ヘモグロビン；HbO₂）になる〕，容易に酸素を解離する〔脱酸素（化）ヘモグロビン（Hb）となる〕．また，わずかではあるが，炭酸ガスとも可逆的に結合する．したがって，血色素は血液ガス交換の重要な媒体である．

血色素量は血液 100 m*l* 中に，成人男性では平均 16 g，成人女性では平均 14 g，新生児では 18〜27 g 含まれている．

赤血球の膜が破れて血色素が血球外に出る現象を溶血という．血漿の塩類濃度（0.9％食塩液に相当する．等張液という）よりも高い溶液（高張液）中あるいは低い溶液（低張液）中に赤血球を入れると，赤血球膜を通って低張液から高張液のほうに水が移動し（これを浸透流，その流れの圧力を浸透圧という），赤血球は収縮したりあるいは膨張したりして，ついに壊れる（溶血する）．これを浸透性溶血という．そのほか溶血は，蛇毒ならびにジフテリア菌，溶血性連鎖状球菌および肺炎球菌などの毒素によっても起こる．

血液に抗凝固剤（主として，クエン酸ナトリウム液）を加えて細管内に静置しておくと，赤血球は沈降し，血漿と分離する．この赤血球の沈降の速さ（赤血球沈降速度，赤沈値または血沈値）は，成人男性では 2〜7 mm，成人女性では 3〜10 mm（いずれも，1 時間の赤沈値）である．種々の疾患で赤沈値は変動することが知られている．

c．白血球

白血球は身体内に侵入した病原細菌，毒素および異物を摂取する食作用や種々の免疫現象によって排除し，組織の感染や汚染を防ぐ働きをしている（**表 3-1**）．

白血球は細網内皮系，骨髄，リンパ組織で，幼児期には脾臓で形成される有核の細胞で，その原形質内に顆粒を有する顆粒白血球と顆粒のない無顆粒白血球に大別される（**表 3-1**）．

白血球の数は血液 1 mm³ に 4,000〜9,000 であるが，日内変動，季節変動，年齢変動が著明である．顆粒球はストレスによる交感神経緊張時や昼間に，リンパ球は副交感神経緊張時や夜間に多い．病的状態においては，白血球数の増減は著しく，一

表 3-1 白血球の種類，数（％），大きさおよびおもな作用

種類		数(%)	直径(μm)	おもな作用
顆粒白血球	好中球（小食細胞）	60〜70	10	炎症時増加，食作用
	好酸球	1〜4	10	アレルギー性疾患のとき増加
	好塩基球	0.5	10	ヘパリンを分泌し，血液凝固に関与
無顆粒白血球	リンパ球	20〜25	6〜10	免疫細胞，免疫グロブリンの産生
	単球（大食細胞）	4〜8	15〜20	食作用が強く，異物，抗原を取り込む

般に急性の炎症性疾患や白血病ではその数が増大し，アレルギー性疾患や腸チフスおよび放射線障害では減少する．

白血球の寿命は，数時間から10日までといわれている．

好中球は，組織が損傷したり，異物が侵入したりすると，非常に速いアメーバ運動によって異物に接近して（趨性，タキシス），摂取する（食作用）．白血球数の変動（とくに，炎症性疾患による増加）には，好中球が関与するといわれている．

好中球が成熟，老成するにつれてその核は杆状から分葉状に移行する．杆状の核を有する好中球が多い場合を核の左方移動，分葉核の好中球が多いときを核の右方移動という．前者は炎症性疾患時に，後者は悪性貧血時にみられる（図3-2）．

リンパ球は，リンパ節や脾臓で生成され，その由来によって，ブルザ相当器官型リンパ球（B細胞）と胸腺型リンパ球（T細胞）とに分けられる．B細胞は，形質細胞（免疫グロブリン形成細胞）に移行して，液性免疫抗体（体液性免疫抗体．IgA,

図 3-2 好中球の核形態の変動比率と各疾患との関係（末梢血）

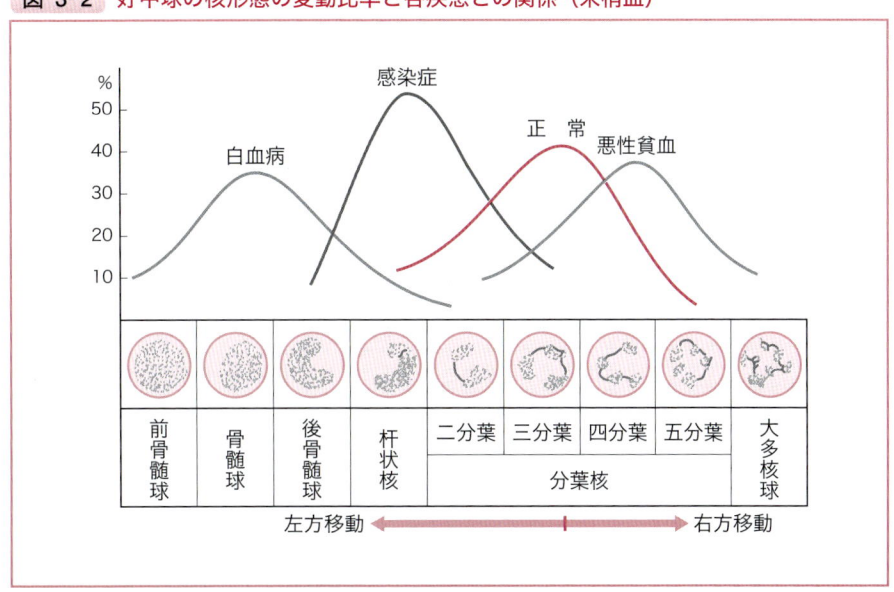

（市岡正道ほか編：最新歯学生理学，医歯薬出版，1977，一部改変）

IgD，IgE，IgG および IgM）を産生するし，T 細胞は，その細胞膜上に免疫抗体をもち，細胞性免疫抗体として，マクロファージ（単球が血管外に出てマクロファージになる）とともに，異物や病原体の標的物質（抗原）をリンフォカイン（リンパ球から分泌される免疫グロブリン以外の活性物質）で破壊する．T 細胞の免疫力は増齢的に低下する．

抗体および感作リンパ球生成の原因となり，それらと特異的に反応する物質（単純タンパク，糖タンパクや分子量の大きい多糖類など）を抗原，抗原と特異的に反応する免疫グロブリンを抗体といい，両者の反応を抗原抗体反応という．なお，抗体は，反応形式によって凝集素，抗毒素，溶解素などに分類される．

d．血小板

血小板には，止血および血液凝固作用がある．

血管壁が損傷し，内皮細胞が脱落して膠原線維が露出すると，その部に血小板が付着，凝集し，凝塊が形成されて止血され，血管損傷部位は修復される．血小板は，セロトニン（平滑筋収縮作用，昇圧作用を有する）やカテコールアミンを遊出して，その部の毛細血管を収縮させて，止血を助けたり，体内に侵入した異物や病原体を付着させて，白血球やマクロファージの食作用を助けたりする作用をもっている．

血小板は血管壁や組織の損傷部位で容易に破壊して血小板凝固因子を遊離し，血液中，組織中のトロンボプラスチンが活性化されて，血液凝固がはじまる．

血小板の大きさは，2〜3 μm で，血液 1 mm^3 に 20〜50 万含まれている．

血小板は骨髄の巨核細胞の分解によりつくられる．その寿命は約 4 日間である．

2　血液凝固

血流の停止あるいは血管，組織の損傷や出血によって，血液が流動性を失い，血栓や血餅を形成する現象を血液凝固という．血液凝固は，異物の侵入部位である創面を保護する一種の生体防衛反応であり，次の 4 相からなる．

① 第 1 相：血液が凝固する部位に，血小板から血小板因子が遊離し，トロンボプラスチン（血液トロンボプラスチン，組織トロンボプラスチンがある）を活性化する．

② 第 2 相：トロンボプラスチンや Ca^{2+} は，血漿中のプロトロンビンをトロンビンに変える．

③ 第 3 相：トロンビンは血漿中に溶存しているフィブリノゲンをフィブリンに変化させる．析出したフィブリンに血球が絡まって，血栓や血餅 ができる．

④ 第 4 相：できた血栓や血餅は凝固後時間が経つにつれて，再び流動性をある程度取り戻したり，またその容積が減少したりする．この現象は血漿中にフィブリンを分解するプラスミンが生成されて，それが血栓や血餅の一部を分解する結果である．

以上は，血液凝固反応の大筋であるが，実際にはもっと複雑で，それには少なくとも 10 種類以上の凝固因子が複雑に関与しているといわれている．

図 3-3 血液凝固の基本過程（第1相から第3相まで）

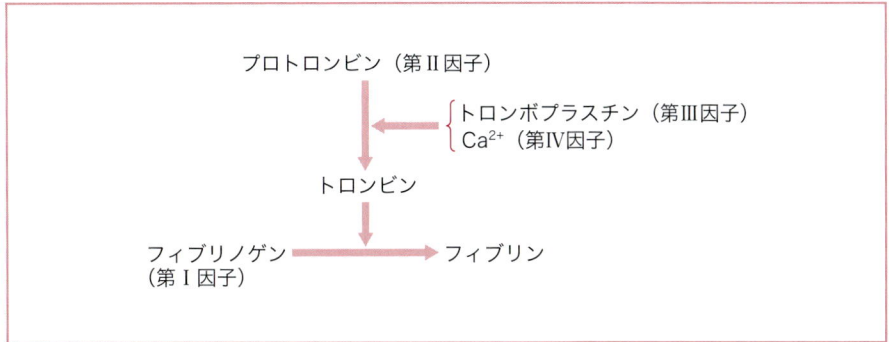

なお，血液の凝固は，ヘパリン（トロンボプラスチンに働き，トロンビンの生成を抑制する），ダイクマロール（ビタミン K の作用を抑制する），ヒルジン（トロンビンの作用を抑制する）およびキレート剤（血液中の Ca^{2+} と結合する物質）によって抑制され，ビタミン K（肝臓におけるプロトロンビンの合成に必要である）などによって促進される．

3　血液の水素イオン濃度（pH），緩衝系

血液の pH は 7.2〜7.6（平均値：7.4±0.2，弱アルカリ性）である．しかし，血液中に代謝産物（大部分は酸性）が増加して血液の pH が酸性側（7.4 から 7.2）に，また深呼吸を繰り返したりして過呼吸になると CO_2 が放出されてアルカリ側（7.4から 7.6）に傾く（これらの現象をそれぞれアシドーシス，アルカローシスという）．血液はこの pH の変動を軽減する働き（緩衝作用）によって pH を上記の正常範囲内に維持できている．

血液の緩衝作用をもっている系（緩衝系）には，次の4種類がある．このうち，炭酸・重炭酸緩衝系の緩衝能はほかの3種類の緩衝系（非重炭酸緩衝系）よりも著しく大きい．

a．炭酸・重炭酸緩衝系（重炭酸・炭酸緩衝系）

血漿中の CO_2 は炭酸脱水酵素の作用により H_2O と反応し，H_2CO_3（HCO_3^-，H^+）が形成される．HCO_3^- は H^+ を中和し，CO_2 として肺から放出されて，血液の酸性化を防ぐ．H^+ は OH^- を中和する．以上の現象は赤血球内でもみられる．

$$H_2O + CO_2 \rightleftarrows H_2CO_3 \rightleftarrows HCO_3^- + H^+$$

b．ヘモグロビン系

赤血球中の脱酸素（化）ヘモグロビンには 0.5 当量の H^+ の吸収による緩衝作用がある．各細胞から代謝産物として酸が放出されても，静脈血の pH は動脈血よりもわずか（0.01）しか低下しない．

c．タンパク（質）系

血漿タンパクを構成しているアミノ酸のもつカルボキシル基（−COOH）および

アミノ基（－NH₂）の働きによる緩衝作用である．

　しかし，ほとんどの血漿タンパクはpH7.4付近では，陰性に荷電している（－COO⁻ の作用が現れる）から，酸に対して緩衝能を発揮する．

d．リン酸（塩）系

　血漿中には，わずかな量であるが，酸性リン酸塩（$H_2PO_4^-$）とアルカリ性リン酸塩（HPO_4^{2-}）とが存在している．前者はアルカリと，後者は酸とそれぞれ反応して，それを中和する．しかし，その緩衝能は弱く，どちらかといえば，アルカリ側で働く緩衝系である．

4　血液型

　赤血球の表面に抗原（凝集原）が，血漿（血清）中に抗原に対する抗体（凝集素）が存在する．ある人の赤血球がほかの人の血漿（血清）によって凝集するか，しないか，その組み合わせによって，各人の血液は互いに異なるタイプ（血液型）に分かれる（表3-2）．なお，血液型は遺伝子によって決定される．

　輸血の可否は，ABO式血液型によって決定されていたが，現在では輸血量の増加（500 mℓ以上）に伴って，原則的には同型（同じ血液型の）輸血しか行われないし，また成分輸血（血液中の特定の成分だけの輸血）に切り替えられている．

　大部分のヒトの血球とアカゲザルの血球とには，両者に共通の凝集原〔Rh：Rhesus monkey（赤毛猿．北インド産）の略〕が存在している．ヒトの血球には，アカゲザルの血球を抗原として免疫したウサギの血清（血漿）中に含まれる抗Rh抗体と凝集反応を起こすもの（Rh⁺）と，起こさないもの（Rh⁻）とが存在している．Rh⁺とRh⁻との比率は，欧米人や黒人では85：15，日本人では99：1である．Rh式血液型においても，輸血には同型輸血が必要である．

　過去には，輸血，妊娠あるいは出産に関連して，ABO式やRh式における血液型不適合が問題となったことがあったが，現在ではその予防法や対策が完成している．

表 3-2 ABO式血液型における凝集原と凝集素との組み合わせおよび日本人における血液型分布

血液型	凝集原	凝集素	分布（％）
A	A	β	38
B	B	α	22
AB	A, B	—	10
O	—	α, β	30

Aとαとが，Bとβとが凝集反応を起こす．

組織液，リンパ液および脳脊髄液

1 組織液およびリンパ液

　毛細血管内の血液の液体成分（血漿）は毛細管の動脈側から組織内に移行して組織液となるが，その一部は毛細血管の静脈側から毛細血管内に回収され，一部は開放系の毛細リンパ管中に移行してリンパ液となる．

　動脈側におけるリンパ生成の原動力（濾過圧）は，毛細血管（血）圧－〔血漿の膠質浸透圧（コロイド浸透圧），タンパク質の濃度が大きいほど浸透圧は高い〕－（組織液圧－組織液の膠質浸透圧）で表される（図 3-4）．静脈側では，血圧は低いから，濾過圧の値はマイナスとなり，組織液は毛細血管内に回収される（図 3-4）．

　一般に血漿の膠質浸透圧の低下や催リンパ物質（リンパ液の生成を促進する物質：ヒスタミンおよびブラジキニンなど）は，リンパ流を増大させる．

　心臓（ポンプ作用），腎臓（糸球体における濾過），肝臓（膠質浸透圧の調節），内分泌（電解質コルチコイド，抗利尿ホルモンの分泌）の各機能が低下すると，体内に組織液が貯留する（浮腫）．

　リンパ液の液体成分は血漿の組成と非常によく似ている．プロトロンビンが含まれているから，体外では凝固する．

　リンパ液中の細胞成分はリンパ球だけである．

　腸管リンパ（乳糜）は吸収された栄養物の運搬に関係しており，食前と食後とではその組成が大きく変動している．

図 3-4 組織液の生成および回収

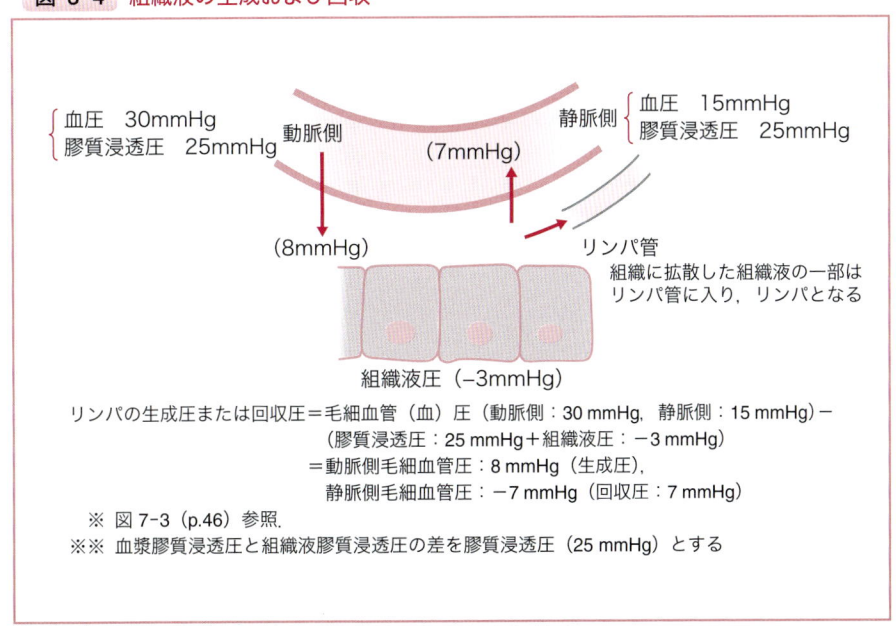

リンパの生成圧または回収圧＝毛細血管（血）圧（動脈側：30 mmHg，静脈側：15 mmHg）－
　　　　　　　　　　　　　（膠質浸透圧：25 mmHg＋組織液圧：－3 mmHg）
　　　　　　　　　　　　＝動脈側毛細血管圧：8 mmHg（生成圧），
　　　　　　　　　　　　　静脈側毛細血管圧：－7 mmHg（回収圧：7 mmHg）

※ 図 7-3（p.46）参照．
※※ 血漿膠質浸透圧と組織液膠質浸透圧の差を膠質浸透圧（25 mmHg）とする

全身のリンパ管内に存在するリンパ節は，リンパ球を産生するだけではなく，リンパを濾過し，身体に侵入した異物や病原体を捕食したり，抗体を産生したりして免疫作用を発揮する．

2　脳脊髄液

脳脊髄液は，主として脳室壁に存在する脈絡叢の絨毛上皮細胞から産生される体液で，脳および脊髄のクモ膜下腔をゆっくりと循環している．

脳脊髄液の全量は 100〜150 ml，比重は 1.005〜1.007 である．糖質やグルタミン以外の有機成分の含有量は，血漿中における含有量よりもきわめて少ない．

脳脊髄液には次のような働きがある．

① 脳および脊髄の神経組織を完全に取り囲んで，物理的な衝撃から保護している（モンロー–ケリーの原理）．

② 血液中の特定の成分（ブドウ糖，炭酸ガスおよび酸素）だけは脳脊髄液中に移行する（選択的透過）．この働きは上記の特定成分以外の化学物質から脳，脊髄の中枢神経組織を守る働き（血液脳関門）をしている．なお，脳はエネルギー源としてブドウ糖以外は利用できないし，グリコーゲンとして糖を貯蔵することもできない．

③ 脳脊髄組織の代謝産物であるグルタミンを脳脊髄液に溶解させて，静脈中に移行させる作用（排泄作用）があるといわれている．

Memo

4 体液の循環

血液循環

　血液はその機能をはたすために血管内をたえず一定方向に，しかも規則正しく逆流せずに流動している．血液のこの流れを血液循環という．血液循環の原動力となるのは心臓のポンプ作用である．血液が一定方向に流動して逆流しないためにはポンプと同時に弁が必要である（図 4-1）．心室から駆出された血液は動脈を経て各臓器に運ばれる．臓器では血管は毛細血管となり，網状に分岐している．毛細血管は再び集合して静脈となって，心房に戻る（図 4-2）．

　毛細血管の壁は薄く，一層の内皮細胞からなり，この壁を介して物質が移動する．動脈，静脈は壁が厚く，平滑筋があるから，収縮または拡張し（血管運動），血液の輸送管として機能し，血流を調節している．

　静脈にも弁がある．筋内の静脈血が筋の収縮によって心臓方向に送られ，静脈弁によってその逆流が防がれている．

図 4-1　心臓における血流方向および心臓の弁

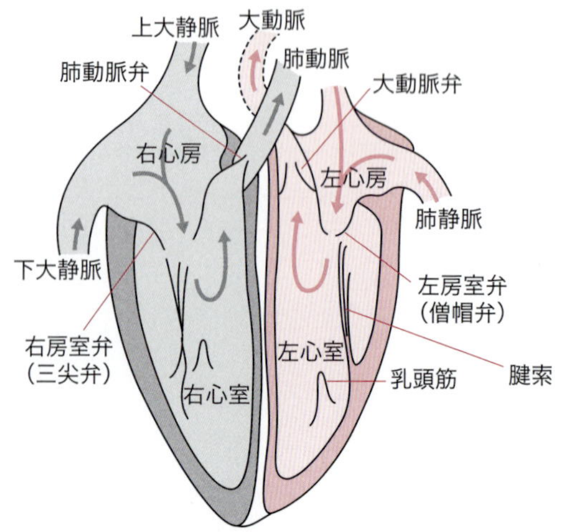

(藤森聞一ほか：生理学，南山堂，1976)

図 4-2 循環系の模式図

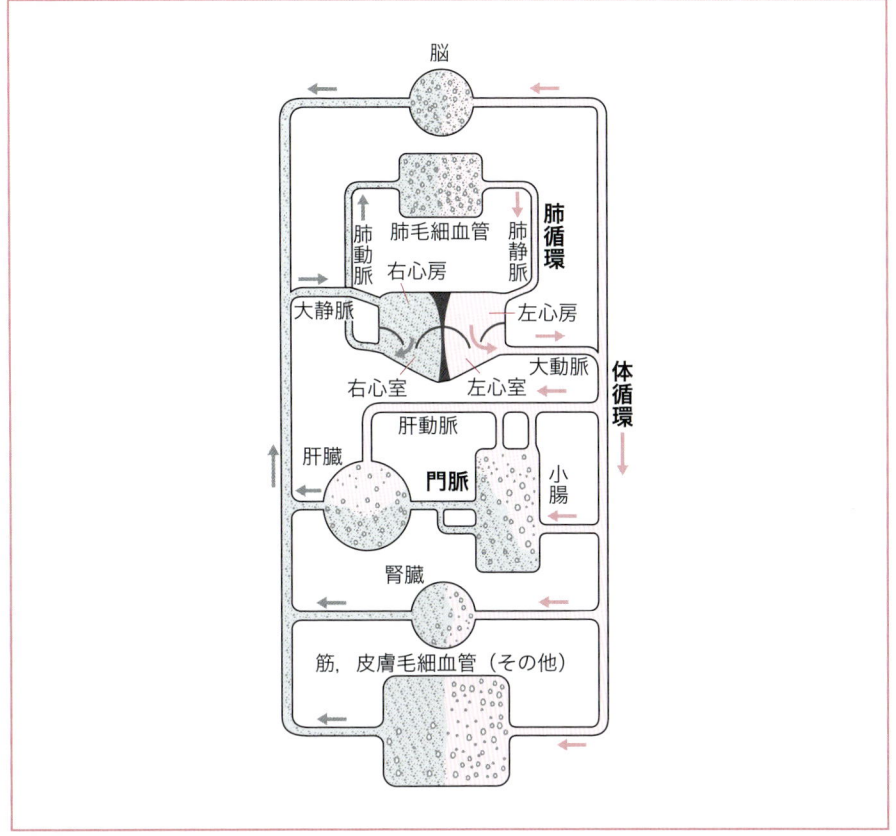

(藤森聞一ほか：生理学，南山堂，1976，一部改変)

1 血液循環の目的および意義

1回の血液循環ごとに，血液（静脈血）は肺に送られ，酸素が補給される．右心房にはじまり，右心室，肺動脈（心臓から血液を送り出す血管を動脈という），肺および肺静脈（血液を心臓に戻す血管を静脈という）を経て，左心房に戻る血液循環を肺循環（小循環），これに対して，左心房，左心室から大動脈（動脈血），肺以外の全身の臓器および大静脈（静脈血）を経て，右心房に終わる血液循環を体循環（大循環）という（図 4-2）．

血液は各臓器における物質代謝，機能調節の仲介をしているが，小腸（栄養素を吸収し，酸素を供給する）と肝臓（吸収した栄養素を貯蔵し，分解する）の2か所で毛細血管を形成する門脈（静脈．図 4-2）血（静脈血）では，酸素はすでに小腸で消費され，血中の酸素含有量は減少しているので，肝臓に酸素を与えることはできない〔肝臓には，門脈とは別に，肝動脈（動脈血）によって酸素が補給されている〕．

なお，血液循環が，正常に行われるためには，心臓，肺血管およびその他の臓器の個々の機能が正常であるだけでなく，各臓器相互の機能上の協調，統御が必要で

ある．とくに，血液の循環と呼吸とは種々の面で相関して調節されている．

2 心筋の特性

　心臓を構成している心筋は横紋を有するが，骨格筋とは異なり，平滑筋のように不随意的に働き，自動性を有するので，機能的には骨格筋と平滑筋との中間の性質をもっている．心房と心室との間は通常の心筋（固有心筋，収縮する）とは異なる興奮伝導系（刺激伝導系）と呼ばれる特殊な心筋群（特殊心筋，収縮しない）によって接続されている．

a．自動性

　体外に摘出した心臓を適当な栄養液で灌流すると，体内における場合と同様に心臓は拍動を続ける．これは，心筋に筋原性の自動性がある（筋原説）からである．しかし，全身の内部環境の変化に応じて拍動を調節するためには，神経支配が必要である．

b．興奮伝導系

　心臓の自動性の起始部は，上大静脈が右心房に開口する右肩のところにある特殊な筋線維からなる洞房結節（洞結節）にある．

　洞房結節に発した興奮は心房に伝わり，心房を収縮させるが，同時に興奮は房室の境の房室中隔の下端近くにある房室結節（田原の結節）に伝導される．房室結節の興奮は，ヒス束，左脚と右脚，プルキンエ線維を通って心室全体に伝えられ，左右の心室を同時に収縮させる．心臓の興奮を伝えるこの一連の特殊心筋を興奮伝導系という（図 4-3）．

　心臓全体の拍動のリズムは洞房結節の自動性に従うので，洞房結節を歩調とりという．

図 4-3　興奮伝導系

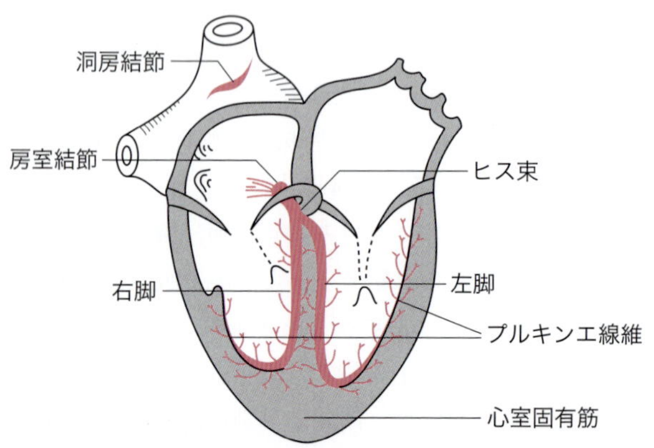

（藤森聞一ほか：生理学，南山堂，1976）

心臓内における刺激発生異常あるいは刺激伝導障害があると，脈拍のリズムが時間的に不整（不整脈）となる．

c．全か無の法則

刺激の大きさが閾値以上（有効刺激）であれば，その大きさとは関係なく，心臓は最大に収縮する．このような興奮をすることを全か無の法則に従うという（p.76参照）．

d．不応期

心臓の収縮期にいくら強い有効刺激を与えても，心臓はまったく反応しない（絶対不応期）．しかし，弛緩期にかなり強い刺激を与えると，心臓は完全に弛緩しきらないうちに再び収縮する（相対不応期）．心筋の不応期は，骨格筋や平滑筋に比べて長い（p.82，表 12-1 参照）．

3　心臓および血管の機械的作用

◆ 心（臓）周期

心臓は一定のリズムで心拍（動）を繰り返している．心周期は収縮期および弛緩期（拡張期）からなるが，弁の開閉，心拍動による内圧の変化や血液の流出時期によって，さらにいくつかの期に分かれる．

◆ 心拍数，脈拍数

1 分間の心臓の拍動数（心拍数）は成人では安静時で 60〜70 であるが，年齢によって異なる．子どもでは成人よりも心拍数は多い．心拍数と動脈の脈拍数とは等しい．

◆ 心拍出量

心臓が 1 回の拍動で拍出する血液量〔1 回（心）拍出量〕は成人の安静時で約 60〜80 ml であり，左右心室からの拍出量はほぼ同じである．心拍出量と心拍数との積（毎分心拍出量）は安静時には 3〜5 l，平均約 4 l である．激しい身体運動時には 1 回（心）拍出量は 150〜200 ml に，毎分心拍出量は 20〜30 l にも達する．

心臓への還流静脈血量が増加し，心臓内の血液充実量が増大すると，心筋の伸展度が増加し，張力が増大して心拍出量が増加する（スターリングの心臓の法則）．血液充実量が減少すれば張力発生も心拍出量も減少する．このような心臓の調節作用は心臓神経を切断しても行われる．

◆ 脈　波

心拍出に起因して動脈壁を伝播する波動を脈波という．脈波速度は，大動脈では 50 cm/秒，毛細血管では 0.07 cm/秒である．なお，脈波速度と血流速度とでは，脈波速度のほうが速い．

◆ 心　音

胸壁に聴診器を当てて聞くと，心拍動の 1 周期ごとに，調子は低いが長く続く鈍い心音（第一心音：心室の収縮期の初期，房室弁が閉じるときに聞こえる）および，それに少し遅れて，心室の弛緩期のはじめ，大動脈弁と肺動脈弁の閉鎖に一致して

4　体液の循環

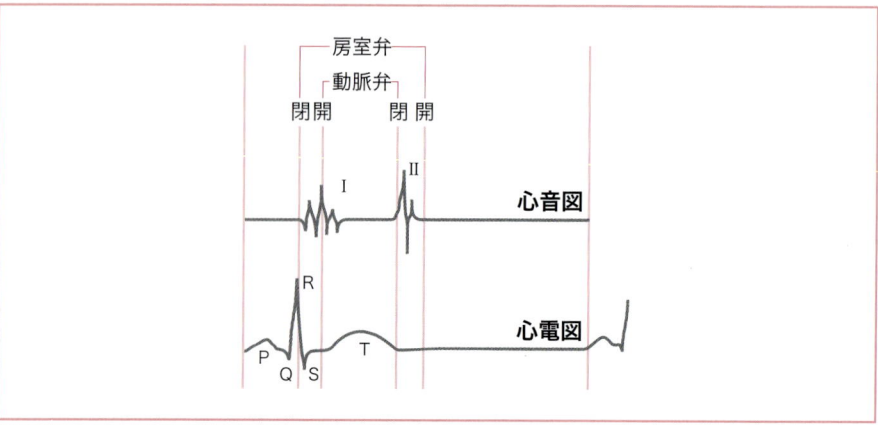

図 4-4 心音図と心電図との関係

（松田幸次郎 編：生理学大系Ⅲ-循環の生理学，医学書院，1969，改変）

聞こえる調子の高い短く鋭い心音（第二心音）が認められる．

4 心臓の電気現象

心室筋細胞内に微小電極を挿入して，その細胞膜内外の電位差（膜電位）を測定すると，心室筋が興奮していない状態では静止電位（約－90 mV）が観察される．興奮が起こると，Na^+ が細胞内に流入し，膜電位は 0 mV を超えた正の値をとり，活動電位（活動電流）が発生する．0 mV を超えた正の値の部分をオーバーシュート（電位）という．そのあともカルシウムチャネルを通じて Ca^{2+} が細胞内に流入し，興奮は接続する．この相をプラトー（相）という．プラトーは骨格筋細胞や神経線維の活動電位では認められない．プラトーのあと，K^+ が細胞外に流出し，次いでナトリウムポンプが働いて Na^+ は細胞外に能動輸送されて，膜電位は元の静止電位に戻る（図 4-5）．これらの現象は心房筋でもみられる．

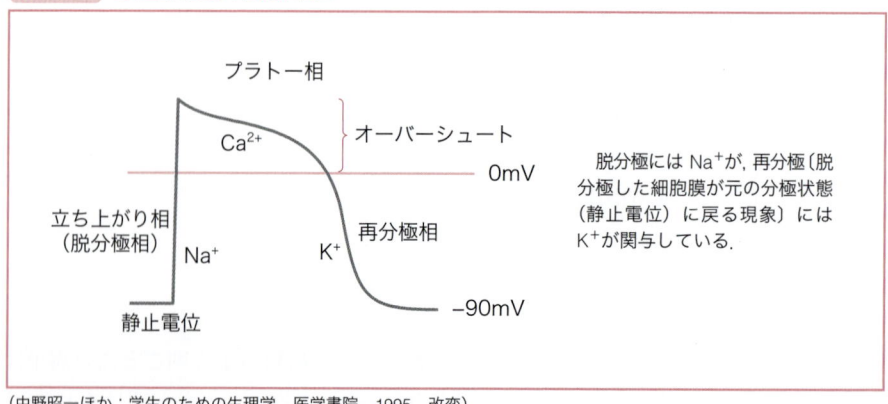

図 4-5 心室筋細胞の活動電位

脱分極には Na^+ が，再分極（脱分極した細胞膜が元の分極状態（静止電位）に戻る現象）には K^+ が関与している．

（中野昭一ほか：学生のための生理学，医学書院，1995，改変）

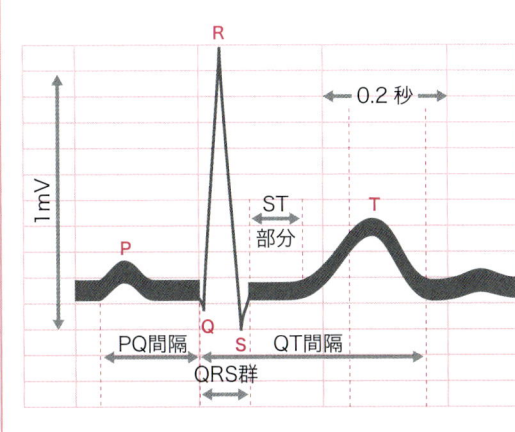

図 4-6　標準肢導出（第Ⅱ導出）における正常心電図波形

P波：心房の興奮に由来
PQ間隔：房室間の興奮伝導
QRS群：興奮が心室全体に広がりはじめたときに生ずる
ST部分：心室全体の興奮時に生ずる
T波：心室の興奮の回復時に生ずる

（本郷利憲ほか編：標準生理学，医学書院，1985）

体表面（四肢や胸部）に表面電極を置いて，心臓全体の活動電位を心電計で導出すると，心電図（ECG）が得られる．導出法（標準肢導出，増高単極肢導出および単極胸部導出）によって波形に多少の差異はあるが，どの導出法で記録された正常心電図でも，P，Q，R，S および T の各波が認められる（図 4-6）．

洞房結節の興奮に際しては，歩調とり電位が発生する．

心電図から，心拍数，心拍動のリズム（不整脈の有無），心臓疾患（心筋障害，心筋梗塞の有無）などを知ることができる．

5　血　圧

心臓から駆出された血液は身体各部の血管内で一定の圧力（血圧）をもっている．この血圧が末梢における血液流動の原動力となっている．通常，血圧といえば，動脈圧のことをいう．

血圧は，大動脈基部では最も高く，平均 100 mmHg で，それより末梢の血管では急に下降し，細小動脈では平均 60 mmHg，毛細血管〔毛細血管（血）圧〕では 10〜30 mmHg，静脈（静脈圧）では 10 mmHg ないしそれ以下で，上大静脈，下大静脈では約 3 mmHg の陰圧である．

静脈圧の値は小さいため，血液還流の原動力は，骨格筋の筋（肉）ポンプ作用および胸腔内の陰圧である．

適当に脚を運動させると，筋（肉）ポンプによって血液が心臓に還流され，血栓による肺動脈，肺毛細血管領域の血管の閉塞（肺血栓・塞栓症，エコノミークラス症候群）の発症を防ぐことができる．

胸腔内陰圧が吸息によって，さらに増大すると，還流血液量は増加される．リンパ管内のリンパの流れも促進される．

大動脈から小動脈までの血圧は心拍動に応じて変動する（脈拍性動揺）．心臓の収

縮期（心臓収縮中の血圧を収縮期圧という）には上昇して，最高値（最高血圧）を示し，拡張期（心臓拡張中の血圧を拡張期圧という）には下降して，最低値（最低血圧）となる．上腕動脈の血圧は成人男性では，最高血圧は約 120 mmHg，最低血圧は約 80 mmHg である．

最高血圧と最低血圧との差を脈圧という．また，動脈圧の平均値を平均血圧といい，［最低血圧＋1/3 脈圧］で表す．

水平臥位では，心臓と頭部，足部が同じ高さになるため，血圧はどの部位でもほぼ同じである．立位では，下肢の血圧は高くなる．臥位から体位を急激に立位に変えると，頭部の血液が減少し，立ちくらみが起こる．

運動時には，最高血圧は著しく増大するが，最低血圧の上昇はわずかである．

高温の外温下では末梢血管が拡張して最高血圧，最低血圧は低下し，低温下では血管が収縮して血圧は上昇する．

血圧は増齢的に生理的に増加する．小児では低く，20 歳ぐらいで標準値に達する．最高血圧は，2 歳増すごとに約 1 mmHg 増加し，高齢者では 140〜150 mmHg である．最高血圧が 160 mmHg，最低血圧が 95 mmHg を超えると，高血圧症と定義されてきたが，最近では最高血圧が 140 mmHg，最低血圧が 90 mmHg を超えると，高血圧症とみなされる．心臓，血管の機能異常のほか，腎臓の電解質調節機能障害，副腎皮質からの電解質コルチコイドの分泌亢進によって高血圧症が起こる．

血圧は精神的衝撃によってもたやすく変動する．

呼吸周期に一致した周期的な血圧変動がみられたり（呼吸性血圧動揺または第二級血圧動揺）あるいは循環中枢の律動的興奮による血圧変化（トラウベ–ヘーリング波：呼吸性血圧動揺よりもずっと長い周期で起こる，緩やかな波状の変化）がみられる．

6　血液循環の調節

心臓および血管の機能は，それぞれ延髄にある循環中枢（心臓中枢および血管運動中枢）から，自律神経を介して反射的に調節されている（心臓反射，血管運動反射）．すなわち，副交感神経（迷走神経）は主として洞房結節および房室結節に働いて心拍動を抑制し，交感神経は洞房結節および房室結節だけでなく，心房，心室の固有心筋にも作用して，心拍動を促進する．安静時には副交感神経が優位に働いている．

皮膚や内臓の血管は交感神経によって収縮し，骨格筋の血管は交感神経によって拡張する．

心臓に還流する血液量が増加すると，大静脈や心房の壁にある圧受容器が働き，反射的に心拍出量と心拍数が増加する（ベインブリッジの反射，ベインブリッジの効果：圧受容器反射）．

大動脈や総頸動脈の血圧が上昇し過ぎると，圧受容器が働き，反射的に血圧を低下させる．これは圧受容器反射である（図 4-7）．

図 4-7 大動脈および頸動脈における圧受容器および化学受容器

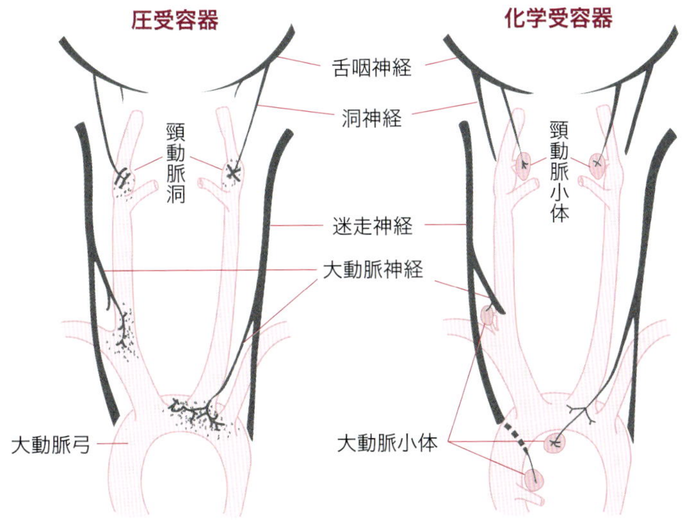

(中野昭一ほか：学生のための生理学，医学書院，1995)

　大動脈や頸動脈の血液中の CO_2 が増加したり，O_2 が減少したりすると，動脈壁に存在する化学受容器が働いて反射的に心拍数が増加し，血圧も上昇する．これらの反射は化学受容器反射である（図 4-7）．

　その他，血管収縮物質（ノルアドレナリン，抗利尿ホルモン，アンジオテンシン）および血管拡張物質（アセチルコリンなど）によって，それぞれ血管の収縮，血圧の上昇および血管の拡張，血圧の低下がみられる（液性調節）．

　また，興奮，喜び，怒りなどの高位中枢からの精神的刺激や体幹皮膚への感覚刺激によって，血液循環や呼吸機能が促進または抑制される．

　なお，脾臓には多量の血液が貯蔵されている．交感神経刺激によって血液は体循環内に放出される．

7　ショック

　ショックとは，十分な循環血液量，正常な心臓ポンプ作用および正常な血管緊張が破綻し，その結果，末梢組織への血液の十分な供給が減少して，臓器の生理機能が障害される状態をいう．

　ショックでは，皮膚蒼白，血圧低下，冷汗，呼吸障害，意識障害，無力・無気力，乏尿・無尿などがみられる．死（ショック死）をまねくことがある．

リンパ循環

組織液が増量すると，組織液はリンパ管内に入ってリンパとなり，最終的には静脈血に合流する（リンパ液量：1〜2l/日）．このリンパの流れをリンパ循環という．リンパ管には弁があるため，リンパが逆流することはない．

Memo

5 呼　吸

　物質代謝のために必要な酸素を体内に取り入れ，物質代謝の結果生じた炭酸ガスを体外に排出する働きを**呼吸**という．呼吸には，肺胞内の空気と血液とのガス交換（**肺呼吸**または**外呼吸**）および血液と組織細胞との間のガス交換（**組織呼吸**または**内呼吸**）がある．

■ 肺気量

　肺に出入するガス量（**肺気量**）は，呼吸の仕方や状態によって異なる（図 5-1）．安静時に 1 回の呼吸で出入する空気量（**1 回換気量**）は，500 m*l* 程度である．
　安静呼息後に，さらに呼息できる最大の空気量（**予備呼気量**）は約 1,000〜2,000 m*l*，安静吸息後にさらに最大限まで吸息できる空気量（**予備吸気量**）も約 1,500〜2,000 m*l* である．
　最大に吸息した空気を力一杯呼息するときの空気量（1 回換気量＋予備呼気量＋

図 5-1　肺気量

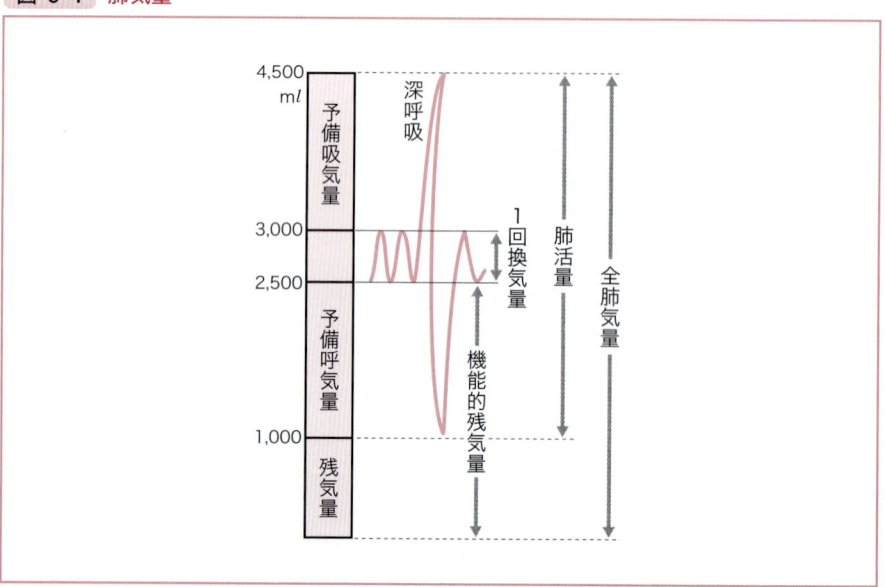

（真島英信：生理学，文光堂，1981 より一部改変）

予備吸気量，平均 3,500 m*l*）を，肺活量という．

　安静呼息をしても，まだ肺には平均 2,500 m*l* の空気が残り（機能的残気量：予備呼気量＋残気量），最大呼息後もなお肺に平均 1,000 m*l* の空気が残っている（残気量）．

　最大に吸息したときに，肺に含まれる全空気量（全肺気量，総肺気量：肺活量＋残気量）は，平均 4,500 m*l* である．

　以上の各肺気量は成人男性の平均値であるが，性別（女性では，一般に全肺気量，肺活量，予備呼気量および予備吸気量などは，男性よりも 500〜1,000 m*l* 少ない），年齢，体格（身長）およびスポーツの経験の有無などによってかなり変動する．

　鼻腔から肺胞に至るまでの空気の出入りする導管部分を気道という．気道はガス交換にはまったく関係していない（解剖学的死腔）．解剖学的死腔量は平均 150 m*l* である．

　解剖学的死腔に血流のない肺胞部分の容積（肺胞死腔）を加えた死腔量を生理的死腔（機能的死腔）という．なお，肺胞死腔の値は正常人ではほぼゼロである．

　気道には，次のような生理機能がある．
① 吸気を水蒸気で飽和する．
② 吸気中の塵埃を気道粘膜でとらえて，肺胞まで達しないようにする．
③ 吸気を体温まで温める．
④ 外気組成の変動が激しくても，肺の動脈血のガス組成を大きく変動させないようにしている．

　気管には自律神経が分布している．交感神経によって気管は拡張する．

呼吸運動

　肺（胞）には筋がないので，肺はみずから収縮したり，拡張したりすることはできない．空気を肺に取り入れたり（吸息），肺から出したり（呼息）するには，肺を取り囲んでいる胸郭，横隔膜の筋（ともに骨格筋）を収縮させ，胸腔の容積と内圧とを増減させて，肺を拡張，収縮させる（呼吸運動）．

　吸息筋（外肋間筋）が収縮すると肋骨は挙上し，胸腔は拡大し，胸腔内圧は減少して，吸息する（図 5-2）．

　呼息は，安静時には肺胞（弾力性がある）の収縮によって受動的に行われ，呼息筋（内肋間筋）の関与は少ない．換気量が増大すると呼息筋によって胸腔が縮小し，胸腔内圧は増大して呼息量が増加する（図 5-2）．

　横隔膜筋の収縮によって胸腔の下部が広がり，胸腔の内容積は増大する（腹式呼吸，図 5-2）．

　安静時の呼吸では腹式呼吸だけで十分であるが，呼吸が促進されるときには，腹式呼吸のほかに，吸息筋群の働きを主体とする胸式呼吸（図 5-2）が行われる．妊娠女性では，横隔膜筋の運動が妨げられるので，吸息筋群による呼吸を行うことに

図 5-2 胸式呼吸における内外肋間筋の働き（左）および腹式呼吸における横隔膜筋の作用（右）

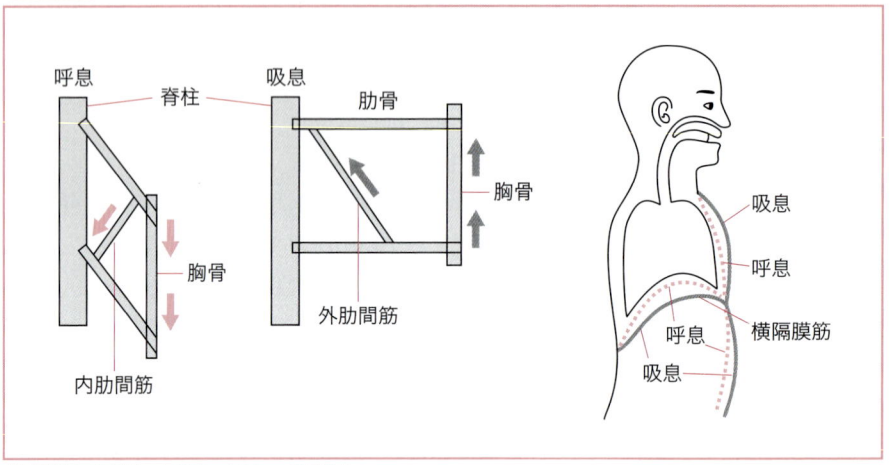

(真島英信：生理学，文光堂，1986，一部改変)

なる．

呼吸数は 18〜20/分（成人，安静時）である．子どもでは成人よりも呼吸数は多い．

血液ガス

肺では，酸素の大部分は，血液中のヘモグロビン（Hb）と結合して，オキシヘモグロビン（HbO_2）となっており，一部分は血液に物理的に溶解している．炭酸ガスの一部分は Hb と結合し，あるいは血液に物理的に溶解し，大部分は血液中では炭酸塩や重炭酸塩となっている．

肺では，肺胞気の酸素の分圧（含有量に相当する．98 mmHg）は静脈血（分圧：40 mmHg）よりも高く，炭酸ガス分圧（40 mmHg）は静脈血（46 mmHg）よりも低いため，この分圧の差によって酸素は静脈血中に，炭酸ガスは肺胞気中に拡散して動脈血（ヘモグロビンの酸素飽和度は約 97％）となる〔表 5-1，酸素解離曲線（酸素平衡曲線），図 5-3〕．

末梢の組織細胞では，動脈血中の酸素分圧（96 mmHg）は組織細胞（40 mmHg）よりも高く，炭酸ガス分圧（40 mmHg）は組織細胞（56 mmHg）よりも低いため，酸素は動脈血から組織細胞に，炭酸ガスは組織細胞から動脈血に拡散して静脈血となり，酸素飽和度は約 75％に低下する（図 5-3）．

肺および組織における酸素と炭素ガスとの交換（ガス交換）では，ヘモグロビンの酸素飽和度は，血液の酸素および炭酸ガスの分圧の差だけでなく，血液の温度および pH の高低によっても差が生ずる．すなわち，組織においては，炭酸ガスの分圧および温度は高く，pH が低いので，酸素分圧が同じでも，HbO_2 から酸素は放出

表 5-1 ガス分析値

	容積(%)		分圧(mmHg)					容積(%)	
	吸気	呼気	吸気	呼気	肺胞気	動脈血	静脈血	動脈血	静脈血
O_2	20.95	16.44	159.0	116	98	96	40	19.5 (0.29)	15.1 (0.12)
CO_2	0.04	4.0	0.3	29	40	40	46	47 (3)	51.5 (3.5)
N_2	79.01	79.06	595.0	567	575	573	573	1 (0)	1 (0)
水蒸気	—	—	5.7	47	47	47	47	括弧内は遊離のガス	
計	100	99.50	760	759	760	756	706		

図 5-3 血液の酸素解離曲線

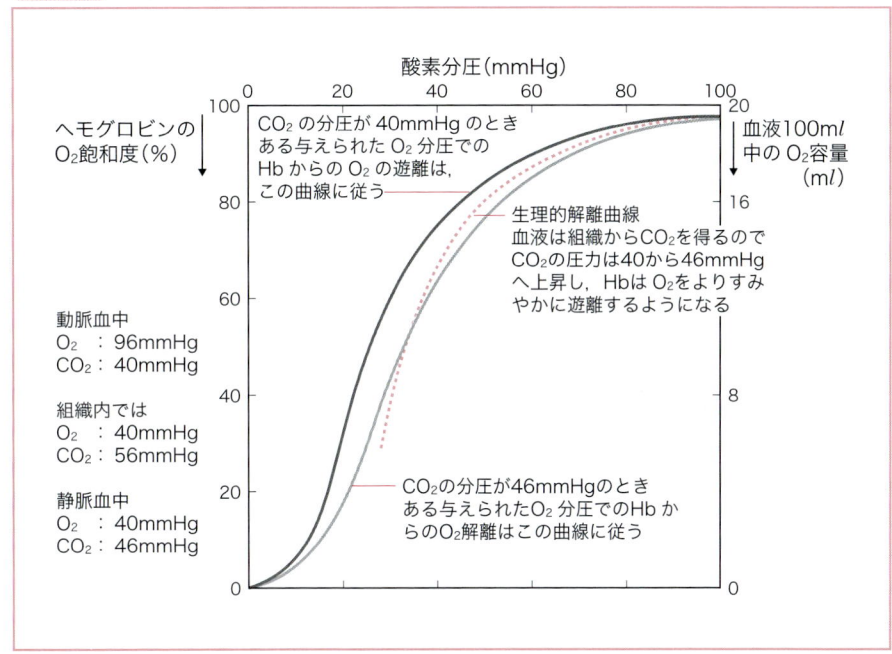

(嶋井和世ほか共訳：目でみる人体生理学, 廣川書店, 1986)

され（ヘモグロビンの酸素飽和度は低下して），血液の炭酸ガス含有量も多くなる．これに対して，肺においては，炭酸ガスの分圧および温度は低く，pH も高いので，同じ酸素分圧でも，Hb は酸素と結合（ヘモグロビンの酸素飽和度は増加）しやすく，炭酸ガスとの結合力は低下して炭酸ガスがより遊離されるようになる．

以上のように，血液の H^+ 濃度が増加（pH が低下）するとヘモグロビンの酸素飽和度が低下して酸素が放出される現象をボーア効果，ヘモグロビンが酸素を遊離すると血液の炭酸ガス含有量が増加する現象をホールデン効果という．

■ 呼吸の調節

　　呼吸は，血液循環，消化，体温維持，排泄，生殖などとともに自律性機能であるが，自律神経支配ではない．

　　呼吸は血液循環と協調しながら，意志（随意運動）と反射（呼吸反射）によって調節されている．

　　吸息運動に伴って肺が膨張，伸展すると，気管，気管支の壁に存在する伸展受容器が刺激され，延髄にある呼吸中枢を介して，吸息が反射的に抑制され（肺伸展反射，肺膨張反射，吸息抑制反射），呼息運動によって肺が縮小すると，反射的に呼息が抑制されて，吸息が促進される（肺縮小反射）．両反射を総称して，ヘーリング-ブロイエルの反射（ブロイエル-ヘーリングの反射）という．

　　大動脈小体および頸動脈小体にある化学受容器は血液中の酸素の分圧の変動にとくに敏感に反応し，血中の酸素の含有量に応じて呼吸を増減させる（大動脈反射，頸動脈小体反射）．

　　大動脈，頸動脈洞の圧受容器を介しても，呼吸が反射的に調節されており（大動脈反射，頸動脈洞反射），血圧が上昇すると呼吸数も増加し，血圧が下降すると呼吸数も減少する．

　　呼吸中枢は，また血液中の酸素・炭素ガスの分圧の影響を直接受けて，呼吸を調節している（液性調節）．血液中に炭酸ガスが蓄積すると，呼吸数が急激に増大する．これは血液中の炭酸ガスが直接呼吸中枢を刺激するからである．

　　意識的に深呼吸を続けて過呼吸となると，血液中の炭酸ガスが著しく減少して，無呼吸がみられる．無呼吸は睡眠時に上気道の閉鎖や呼吸中枢の活動の低下によって起こることがある（睡眠時無呼吸症候群）．

Memo

6 消化および吸収

■ 消　化

　生命を維持するためのエネルギー源としての栄養素は，消化管でその最小構成単位またはそれに近い形に分解して，腸壁を通して体内に取り入れやすい形に変えられる．この過程を消化といい，化学的消化〔酵素的消化．消化液中の消化酵素（表6-1）による加水分解および酸，アルカリ，胆汁などによる中和，溶解，結合などの作用〕および機械的消化（理学的消化．食物を歯で磨砕し，消化液と混合，溶解，移動させる運動）によって行われる．

　なお，栄養素のうち，糖質やタンパク質が消化管内で中間産物に分解される管腔内消化（管内消化．消化管の中で消化腺から分泌された酵素の作用で行われる消化）の過程を中間消化，最終産物（単糖やアミノ酸）にまで分解される消化過程を終末消化という．終末消化は，膜消化（小腸の絨毛の表面膜にある微絨毛突起の表面を構成している刷子縁膜に存在する膜結合酵素による消化）と細胞内消化（ペプチドがそのままの形で細胞内に取り込まれ，アミノ酸に分解される過程）に分けられる．

1　消化液の分泌

　消化液の分泌には，自律神経による反射〔副交感神経（迷走神経）：分泌を促進，交感神経：分泌を抑制〕による分泌（反射性分泌）と，消化管ホルモン（表6-2，胃腸ホルモンともいう）による分泌がある．

a．胃液の分泌

　胃液の分泌は次の3つの相に区別される．

◆ 頭　相

　ヒトは食物を見たり，においをかいだり，さらに食事のことを想像したりすると，胃液が分泌する（条件反射による分泌）．しかし，そのときの精神状態が胃液の分泌に大きく影響する．

　口腔に食物が入って味覚が刺激されたり，咀嚼や嚥下がはじまると，反射的に胃液分泌が増加する〔無条件反射（生得反射）による分泌〕．

◆ 胃　相

　胃中に食物が入るとはじまる胃液の分泌で，次の2つがある．

① 食物が胃壁に触れたり，食物によって機械的に胃が広げられたりすると，胃の

表 6-1 消化液の一覧表

消化液	分泌量, 性状	主成分およびその作用
胃液	1日に 1〜1.5 l 酸性 (pH1.0)	胃液：塩酸，ペプシン，レンニン，リパーゼおよび粘液などを含む ・塩酸：① 食物とともに胃に入ってきた微生物を殺菌する，② ペプシノゲンを活性ペプシンに変える，③ 繊維性食物を膨化させて，消化しやすいようにする作用を有する，④ 炭酸脱水酵素の働きによって生成される ・ペプシン：タンパク（質）分解酵素．ペプシノゲンの形で胃腺から分泌される．ペプシノゲンは塩酸によって活性化され，ペプシンとなる．ペプシンはタンパク質をペプトンに分解する ・レンニン：ラブ酵素または凝乳酵素．乳汁のカゼインタンパクの消化に関係している ・胃リパーゼ：脂肪分解酵素．胃内で脂肪を分解するが，その作用は弱い．胃の粘液は胃の粘膜を保護する役割をもっている
膵液	1日に 0.5〜0.8 l アルカリ性 (pH8.4)	・トリプシンおよびキモトリプシン：どちらも，タンパク（質）分解酵素．トリプシノゲンがエンテロキナーゼによって，キモトリプシノゲンがトリプシンによって活性化され，それぞれトリプシン，キモトリプシンとなる ・アミロプシン：デンプン水解酵素 ・ステアプシン：脂肪分解酵素 以上の各酵素の働きはきわめて強力である アルカリ（HCO_3^-）は炭酸脱水酵素によって生成される
十二指腸液	主としてアルカリ性の粘液	十二指腸粘膜を保護する作用を有するが，消化酵素をほとんど含んでいない
小腸液	アルカリ性	多量の粘液，$NaHCO_3$，電解質や少量の酵素が含まれている これまで，小腸液の消化酵素と考えられていた各酵素（ペプチダーゼ，ヌクレアーゼ，スクラーゼ（ショ糖分解酵素），マルターゼ（麦芽糖分解酵素），ラクターゼ（乳糖分解酵素）およびリパーゼなど）は，膜結合酵素である
大腸液	強アルカリ性	おもに粘液である．これは腸内容物の通過に伴う大腸壁の機械的な損傷を防いだり，糞塊の形成に役立っている．消化酵素は含まれていない
胆汁	1日に約 1 l	消化酵素は含まれていないが，脂肪の消化や吸収には重要である ・胆汁酸塩：脂肪の表面張力を低下させて，膵液の脂肪分解酵素の働きを助ける．また，脂肪の分解によって生成した脂肪酸は胆汁酸塩と結合して，腸管壁からの脂肪酸の吸収をたやすくする ・コレステロール：脂肪の乳化と吸収とに関与している ・胆汁色素：腸または腎に移行して，糞便や尿に色調を与えている

壁にある胃腺から反射的に迷走神経を介して胃液が分泌する（反射性分泌）．
② 肉類やその消化産物が胃に存在すると，その化学的刺激によって胃粘膜で生成されたガストリン（消化管ホルモン）が血液を介して胃腺に働き，胃液を分泌させる．

◆ 腸 相

十二指腸内に消化産物があると，その化学的刺激によって胃液が分泌する．これは十二指腸におけるガストリンの分泌によるものである．

これに対して，十二指腸に脂肪があると，十二指腸および空腸の粘膜にGIP（胃抑制ペプチド）が生成され，胃液の分泌は抑制される．

表 6-2 消化管ホルモンの一覧表

ホルモン	分泌部位	作用	分泌刺激
ガストリン	胃幽門前庭部粘膜	胃液分泌および HCl 分泌の促進	タンパク質，ポリペプチドの局所刺激 胃幽門前庭部の拡張 迷走神経の興奮
セクレチン	十二指腸粘膜	消化酵素の少ない，水，重炭酸塩の多い膵液の分泌促進	塩酸の十二指腸進入 小腸内のポリペプチド，酸
コレシストキニン	十二指腸粘膜	胆嚢収縮 小腸運動亢進 胃液分泌抑制 消化酵素の多い膵液の分泌促進	十二指腸粘膜局所刺激 十二指腸内のタンパク質，脂肪の分解産物
GIP* （胃抑制ペプチド）	十二指腸粘膜 空腸粘膜	胃液分泌および胃運動の抑制	局所機械的刺激 十二指腸内の糖質，脂肪
モチリン	十二指腸粘膜 空腸粘膜	胃運動および胃液分泌の促進	十二指腸のアルカリ刺激
エンテロクリニン	上部小腸粘膜	小腸液の分泌促進 血管拡張 血糖上昇	局所刺激 小腸内の糜汁
ビリキニン	上部小腸粘膜	小腸液の分泌および絨毛運動の促進	上部小腸内の糜汁

＊GIP：gastric inhibitory peptide

b．膵液の分泌

胃の内容物が小腸に達すると，小腸が伸展し，局所反射により膵液の反射性分泌が起こる．この作用はホルモン性分泌よりもかなり弱い．

また，胃内容物が十二指腸に入ると，その粘膜でセクレチンおよびコレシストキニン（ともに消化管ホルモン）が生成され，血中に分泌される．セクレチンは膵臓から水および重炭酸塩の多い膵液を，コレシストキニンは各消化酵素の多い膵液を分泌させる（ホルモン性分泌）．この分泌は反射性分泌よりも著明である．

なお，膵液の分泌においても，頭相，腸相の分泌が認められる．

c．腸液の分泌

小腸には，十二指腸腺（十二指腸に存在するブルンナー腺）および小腸腺（空腸および回腸に存在するリーベルキューン腺）がある．

十二指腸腺の分泌は，十二指腸の機械的刺激に対する局所反射や迷走神経反射によって起こったり，腸壁内に存在する消化管ホルモンによって促進されたりする．

小腸液は主として，小腸壁の局所反射によって分泌されるが，エンテロクリニン（消化管ホルモン）によっても分泌増加が認められる．

粘液に富む大腸液は局所刺激によって分泌される．

d．胆汁の分泌

胆汁は肝臓で産生され（肝胆汁），一時胆嚢に貯えられている（胆嚢胆汁）ことが多い．

消化に際して，総胆嚢の括約筋（オッディーの括約筋）が弛緩し，胆嚢が収縮して，胆汁が分泌される．

胆嚢の収縮には小腸内に脂肪が大量に存在していることが必要である．また，コレシストキニン（消化管ホルモン）の働きによる収縮が強力であるといわれている．交感神経の刺激によっても収縮する．

2 消化管の運動

消化管は，平滑筋（縦走筋と輪状筋．ただし，胃は三層の筋）からなる．両筋層間にはアウエルバッハ神経叢（壁内神経叢）が，また粘膜下組織にはマイスネル神経叢がある．アウエルバッハ神経叢は主として消化管の運動を，マイスネル神経叢は主として消化管壁の感覚をつかさどっている（図 6-1）．

しかし，消化管の運動は壁内神経叢の働きのほかに，自律神経（副交感神経によって促進され，交感神経によって抑制される）や消化管ホルモンによって，さらに微妙に調節されている．

a．胃の運動

胃は袋状の消化管であるから，大量の食物を一時的に貯えておく働きをもっている．胃に食物が入ると，胃には反射性弛緩（受け入れ弛緩）が起こる．胃に入った食物は普通は層状に堆積されていく．

胃の内容物は主として蠕動（運動）によって混和され，移動する．蠕動は縦走筋および輪状筋の収縮によって起こる．内容物の近くの胃壁に環状の収縮輪ができ，内容物が幽門側に移動する．蠕動がはじまるときには，噴門も幽門も閉鎖している．

蠕動には，正蠕動と逆蠕動がある．正蠕動は収縮輪が口側から肛門側へ移動し，内容物が幽門側に送られる．この運動によって，内容物と胃液とはよく混和される．

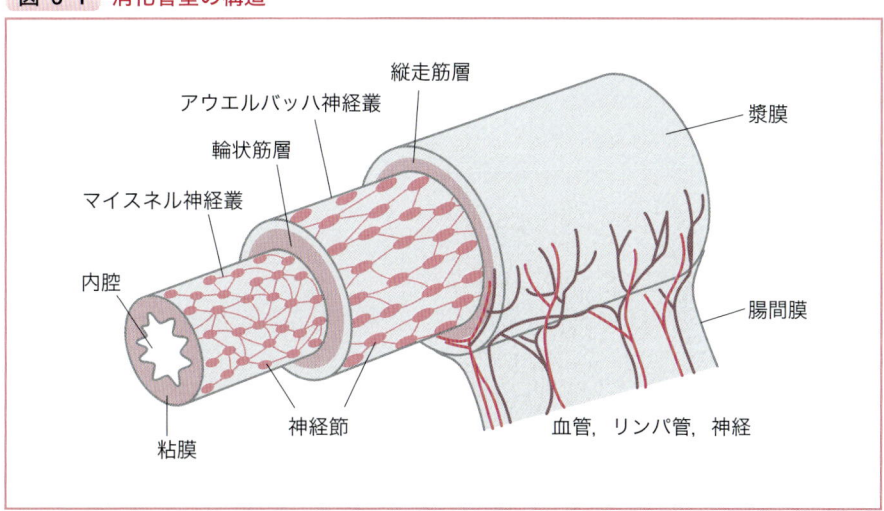

図 6-1 消化管壁の構造

(伊藤　漸：胃は悩んでいる．岩波新書，岩波書店，1997．一部改変)

逆蠕動は内容物が肛門側から口側に送られる運動で，胃においては激しい消化運動が行われるときに認められる．

　胃の内容物が十分に消化されて，液状となると（内容物に脂肪が多いときには胃内に長くとどまる），胃壁の緊張が高まって（緊張性収縮），胃の内圧が上昇し，幽門括約筋は弛緩して，内容物は十二指腸へ少しずつ輸送される（胃内容排出）．モチリン（消化管ホルモン）はこの運動を強め，GIP（消化管ホルモン）は弱める．

b．小腸の運動

　小腸では普通，正蠕動がみられるが，十二指腸では逆蠕動も認められる．

　腸の内容物は，分節運動（輪状筋の収縮によるくびれと弛緩部とが交互に出現する．図 6-2）および振子運動（縦走筋の収縮に基づいて起こる運動）によって，十

図 6-2　小腸の分節運動

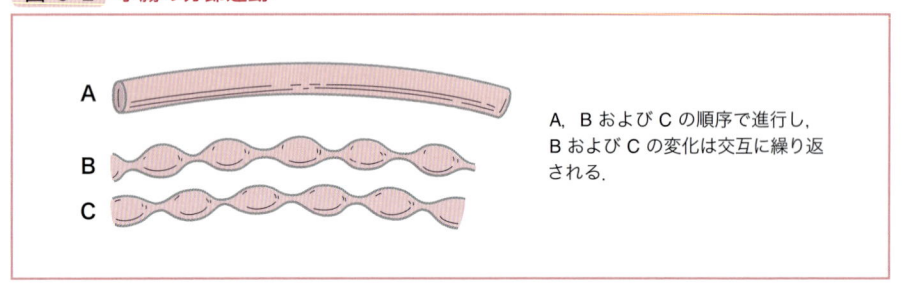

A，B および C の順序で進行し，B および C の変化は交互に繰り返される．

図 6-3　小腸の蠕動による内容物の輸送様式および腸管の内径の変動曲線：腸の法則（スターリング）

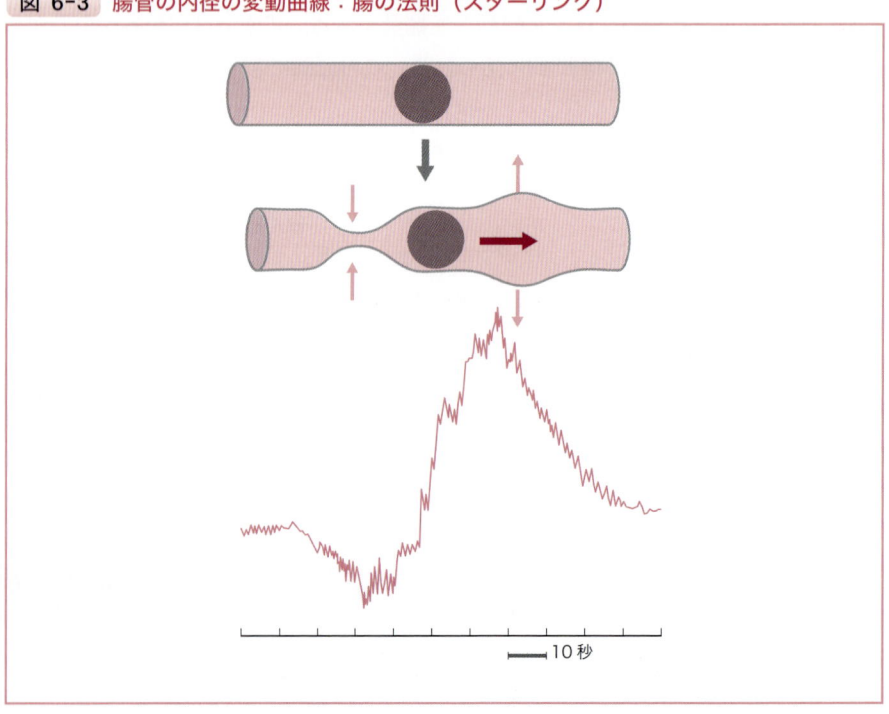

10秒

分に混和される．

　腸内に内容物があると，その上方の腸壁筋は収縮し，下方は弛緩して，内容が肛門側に送られる〔腸の法則（スターリング），図 6-3〕．

　小腸から大腸に続く部位に，回盲弁が存在する．食事によって胃が満たされると，反射的に小腸の蠕動が高まって，腸内容物が回腸から大腸に輸送される（胃小腸反射）．

c．大腸の運動

　大腸のおもな働きは，腸内容物中の水分の吸収および糞塊の形成である．胃の伸展により大腸の運動は亢進する（胃大腸反射）．

　盲腸と上行結腸では正蠕動および逆蠕動が，横行結腸では正蠕動，逆蠕動および分節運動が認められる．しかし，下行結腸およびS状結腸では正蠕動だけである．

d．排　便

　糞便が直腸の上部に蓄積して内圧が30〜40 mmHg以上になると，直腸壁が伸展され，直腸に大蠕動（総蠕動）が生ずるとともに，内肛門括約筋（平滑筋，副交感神経支配）が弛緩する．意志によって腹圧を高めて外肛門括約筋（横紋筋）を弛緩させると，排便が起こる（排便反射）．排便中枢は大脳皮質，視床下部および腰髄，仙髄にある．

吸　収

　消化された栄養素の90％以上は，小腸で吸収され，門脈を介して肝臓に送られる．

　小腸は，直径4 cm，長さ280 cmの円筒状の臓器であるが，その内面には輪状しわ（ケルクリングのしわ）があり，無数の絨毛で覆われているので，実際の吸収面積は単純な円筒とする場合の600倍（200万 cm²）となり，腸内面と小腸の内容物との接触面積はさらに大きくなる（図 6-4a）．絨毛は独特な運動によって腸内容物の吸収を促進する（図 6-4b）．絨毛の運動はビリキニン（消化管ホルモン）によって促進される．

　絨毛には，毛細血管，中心乳糜管が分布している（図 6-4b）．

① 水およびイオンは，血管内に吸収される．水の吸収は，Na^+の吸収によって左右される．Na^+が吸収される（ナトリウムチャネルによる受動輸送）と腸管粘膜内の浸透圧が上昇するから，水は腸管粘膜細胞内に移動する．

　　鉄イオンは腸管粘膜のアポフェリチンタンパクと結合したのち，吸収される．

② 糖質は，単糖類に膜消化されて，血管内に能動輸送または受動輸送によって吸収される．

③ タンパク質は，アミノ酸に分解されて，血管内に能動輸送または受動輸送によって吸収される．

④ 脂肪は，その大部分は脂肪酸とグリセリンとに分解されてリンパ管内に吸収さ

図 6-4 小腸粘膜

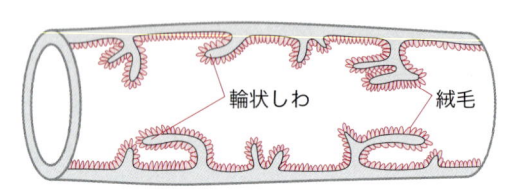

a：輪状しわ（ケルクリングのしわ）および絨毛

b：絨毛の伸縮運動ならびに絨毛内の動脈，静脈および中心乳糜管

れる．しかし，一部は微粒子として脂肪のまま，腸粘膜細胞の食作用によって吸収される．

肝臓の機能

　小腸から吸収された栄養素は肝臓に送られる．
　肝臓は，①代謝（グリコーゲン，アミノ酸，タンパク質の合成，貯蔵，分解および脂肪酸の合成，分解），②胆汁の生成，③解毒作用，④血液凝固に関する作用（プロトロンビン，フィブリノゲン，ヘパリンの産生），⑤血液の貯蔵，⑥赤血球の破壊など，生体における重要な機能を有する．

Memo

7 尿の生成および排出

■ 腎　　臓

　腎臓は尿を生成して血液の組成，性状を恒常に保っている．また，レニン（タンパク分解酵素の一種）およびエリスロポエチン（赤血球の新生を促進するホルモン）を生成する．

　腎臓の機能単位は腎小体と尿細管とから構成されているネフロン（腎単位）と呼ばれる一連の構造物からなる（図7-1，7-2）．ネフロンは両腎合わせて約200万個ある．

　腎小体は糸球体とそれを包むボウマン囊とからなり，直径は約0.1～0.2mmである．

　糸球体は毛細血管の毬状の集塊で，輸入細動脈と輸出細動脈が出入している（図7-2，7-3）．

　ボウマン囊は内外二層からなる．外層は一層の扁平上皮細胞層で，腎小体の細動脈の出入口の反対側で尿細管と連絡している（図7-3）．内層はきわめて薄く，糸球体の毛細血管壁に密着して，それを覆っている．

図 7-1　腎臓の構造

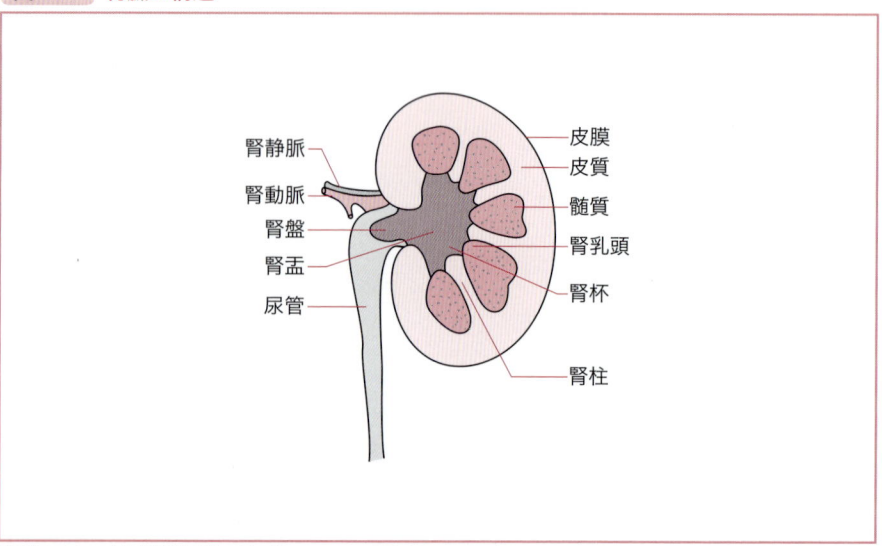

(杉晴夫ほか：人体機能生理学，南江堂，1985，一部改変)

図7-2 ネフロン

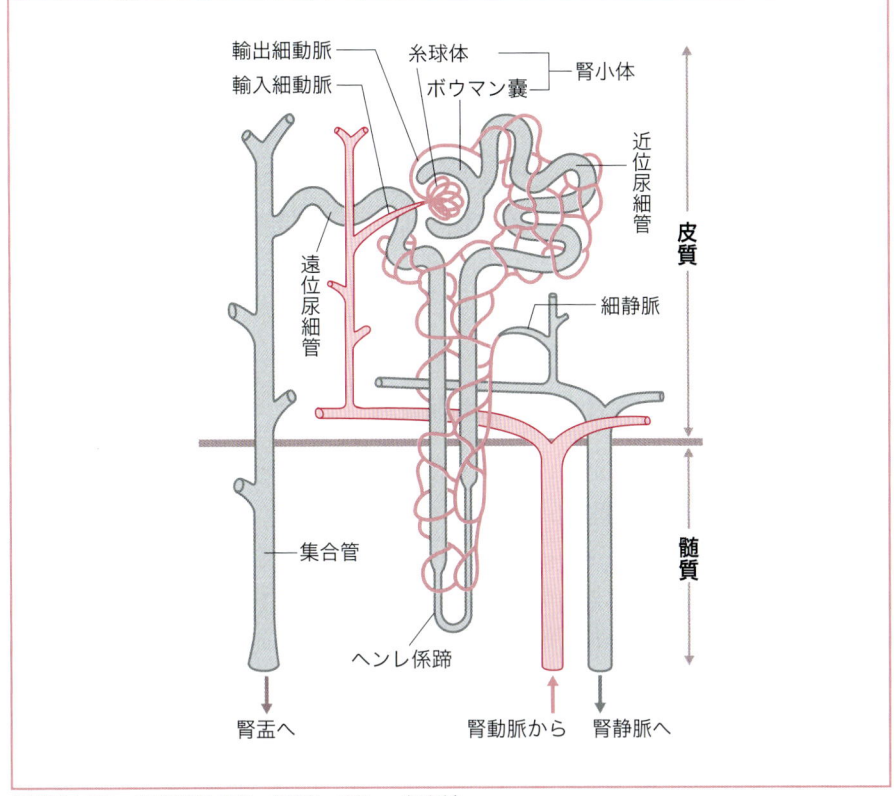

(佐藤昭夫ほか：自律機能生理学，金芳堂，1995，一部改変)

　尿細管は一層の上皮細胞からなる細管で，全長約 30〜50 mm，直径 20〜30 μm である．尿細管は近位尿細管，ヘンレ係蹄および遠位尿細管からなり，集合管に連絡している．集合管は腎盂に開いている（図 7-1，7-2，7-4）．

■ 尿

　成人の1日の尿量は，約 1〜1.5 l である．

　尿の比重は，通常 1.015〜1.025 で，尿量に反比例する．

　尿の色調は淡黄色ないし黄褐色である．

　尿の pH は 5〜8（平均 6）である．肉食すると，リン酸，硫酸，尿酸，尿素の分泌量が増加して酸性に，菜食すると，重炭酸塩が増加してアルカリ性あるいは中性に傾く．

　尿の成分は，95％が水で，残りの5％が固形成分である．固形成分の約半分は尿素である．無機質では食塩が多い．正常では糖およびタンパク質は含まれていない．糖，タンパク質が排泄されると病態である（糖尿，タンパク尿）．その他，無機塩として，カリウム塩，カルシウム塩，マグネシウム塩，アンモニウム塩，クロル塩，

7 尿の生成および排出

リン酸塩，硝酸塩が存在する．有機成分では，尿素，尿酸，クレアチニン，馬尿酸がおもなものである．

尿の生成機序

尿の生成機序は，腎小体における濾過ならびに尿細管における再吸収，分泌および排泄である．

腎臓の尿生成機能が低下すると，尿毒症となる．

1 腎小体における濾過

腎小体においては，血漿中の膠質以外の成分が糸球体の毛細血管を通して，鞘内腔中に物理的に濾過されて，糸球体濾液（原尿）が生成される．したがって，原尿の成分はタンパク質を除いた血漿の成分とほぼ等しい．

この濾過の原動力（濾過圧）は，糸球体内の毛細血管（血）圧（約 70 mmHg）である．一方，血液の膠質浸透圧（25 mmHg）およびボウマン嚢内圧（15 mmHg）はこの濾過圧に抗抗する．したがって，実際の濾過圧（有効濾過圧）は約 30 mmHg である（図 7-3）．

動脈圧が上昇すると，糸球体濾過圧が高まり，原尿が増加し，尿量が多くなる（圧利尿）．

腎血液量が減少すると，輸入細動脈壁に存在する傍糸球体からレニンが分泌され，これがアンジオテンシノジェンに働き，アンジオテンシン I を生成してアンジオテンシン II が生ずる．アンジオテンシン II は，昇圧作用を有し，血圧を上昇させる．その結果，腎血液量が減少しても，糸球体濾過圧は一定値に，ひいては尿の生成が正常に保たれる．

アンジオテンシン II はまた電解質コルチコイド（副腎皮質ホルモン）の分泌を刺激する．

図 7-3 腎小体における有効濾過圧

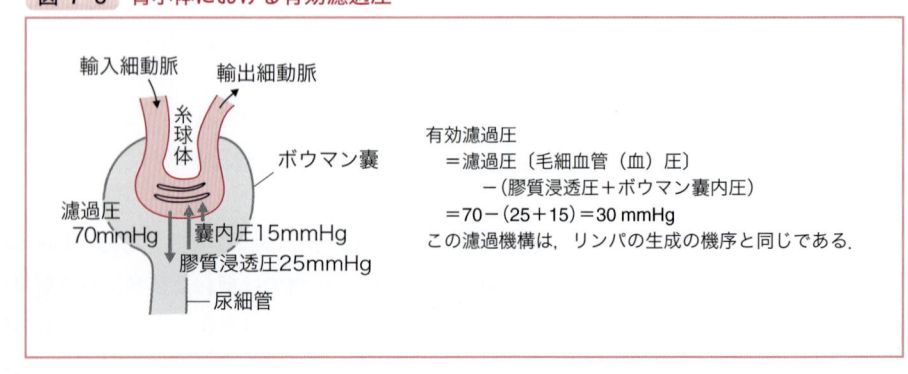

有効濾過圧
＝濾過圧〔毛細血管（血）圧〕
 －（膠質浸透圧＋ボウマン嚢内圧）
＝70－（25＋15）＝30 mmHg
この濾過機構は，リンパの生成の機序と同じである．

ボウマン嚢内圧が 40 mmHg に上昇するとき，また動脈圧が 50 mmHg 以下に下降するときには，尿の生成は停止する．

なお，糸球体で 1 分間当たりに濾過される血漿量は，125 ml 程度である．

2　尿細管における再吸収，分泌および排泄

糸球体濾液（原尿）が尿細管を通過する間に，原尿中の水およびある種の物質（塩類，糖など）は尿細管周囲の血管内へ再吸収される．尿細管で再吸収される物質は，本質的に身体にとって必要な成分が多い．これに対して，元来生体に不必要な物質はほとんどあるいはまったく再吸収されない．ただし，必要な成分であっても，その原尿中の濃度が閾値以上に達すると，余剰の量は再吸収されない．たとえば，糖の再吸収閾値（糖再吸収能力）が低下すると，糖尿が生ずる（腎性糖尿）．また，糖摂取直後に一過性に血糖が上がり，糖尿が起こる（食事性糖尿）．

尿細管壁の細胞によって尿細管腔内に分泌（尿細管分泌），排泄（尿細管排泄）される物質もある（図 7-4）．

図 7-4　ネフロンにおける再吸収および分泌

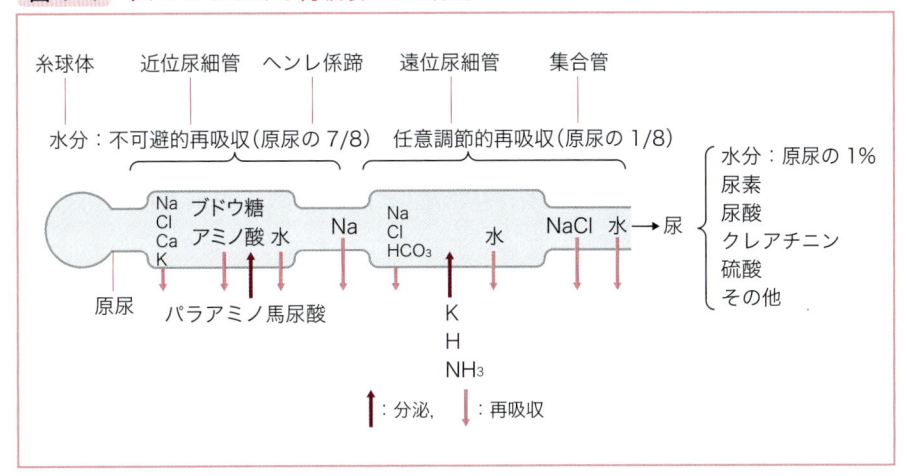

3　クリアランス

1 分間に尿中に排泄されるある物質が何 ml の血漿に由来するかを示す値を，クリアランスという．

$$クリアランス = \frac{(尿1\,ml\,中の物質の量) \times (1\,分間の尿量\,ml)}{(血漿1\,ml\,中の物質量)}$$

糸球体で濾過されたのち，尿細管で再吸収も分泌もされない物質（このような物質にはイヌリンがある）のクリアランスは，糸球体におけるその物質の 1 分間の濾過量を表す．イヌリンのクリアランスは 125 ml であるから，糸球体の濾過量は毎分 125 ml である．

尿細管で再吸収される物質のクリアランスは 125 ml より小さく，逆に尿細管で分泌される物質は 125 ml よりも大きい．

腎機能の調節

1　神経性調節

腎小体の血管には交感神経が分布している．血管を収縮させ，血圧を上昇させる．腎小体における濾過圧は上昇し，尿が生成される．

2　液性調節

尿細管の機能に最も重要な影響を与えるホルモンは，抗利尿ホルモン（下垂体後葉ホルモン：尿細管において水分を再吸収して尿量を減ずる）および電解質コルチコイド（副腎皮質ホルモン：尿細管における水，Na^+の再吸収を促進し，K^+の排泄を促す）である．

排尿の機序

尿細管，集合管を経て腎盂に達した尿は，尿管を経て膀胱に送られて貯えられ，排泄される．

尿管は内外二層の平滑筋からなり，その蠕動により尿は膀胱のほうに送られる．蠕動の頻度はおよそ 10〜20 秒に 1 回（速度は 2〜3 cm/秒）である．

膀胱の壁は排尿筋と呼ばれる三層の平滑筋から構成されている．尿道が開口している部位には内膀胱括約筋（平滑筋）が，その外側には外膀胱括約筋（横紋筋）がある．

膀胱の排尿筋および内膀胱括約筋は交感神経および副交感神経の支配を受けている．副交感神経によって排尿筋は収縮し，内膀胱括約筋は弛緩する．交感神経では排尿筋は弛緩し，内膀胱括約筋は収縮して，排尿は抑制される傾向がある．

尿が膀胱内に集積するにつれて膀胱内圧が上昇して，15〜20 cm H_2O に達すると，大脳で尿意として感じられる．しかし，大脳からの抑制作用によって尿意は一時減退する．この際，外膀胱括約筋が意志により収縮しているため，排尿はみられない．膀胱内圧がさらに上昇（80〜100 cm H_2O）すると，尿意を抑えることができなくなり，副交感神経を介して排尿筋の収縮および内膀胱括約筋の弛緩が起こり，同時に体性神経によって外膀胱括約筋および会陰筋を意識的に弛緩させて排尿させる（排尿反射）．

Memo

8 代　謝

■ エネルギー代謝

　消化管から吸収された栄養素はエネルギー源として利用されるが，身体におけるエネルギーの生成と消費との収支の過程を，とくにエネルギー代謝という．

1　基礎代謝（量）

　基礎条件（安静，8時間以上睡眠をとったのちの早朝空腹時，覚醒，温熱中性状態）下での身体の単位体表面積当たりの代謝量（$kcal \cdot m^{-2} \cdot h^{-1}$）を基礎代謝（量）という．前日の夕食後から食物を摂らずに，熟睡した翌朝快適な室温において臥位をとっているときの代謝量で，日本人成人では，平均 1,400 kcal/日である．この値は性別，年齢，職種および気候（季節）によっても影響を受けるが，とくに個人の体表面積に左右される．

2　エネルギー所要量

　1日のエネルギー所要量（A）は，次の式によって求めることができる．

$$A = B + Bx + \frac{1}{10}A$$

　　B：1日の基礎代謝量，
　　x：生活活動指数
　　Bx：1日の生活活動に使われるエネルギー
　　$\frac{1}{10}$A：食事誘発性産熱反応（摂取した栄養素を消化吸収するために消費されるエネルギー量である．とくに，タンパク質を摂取するときには，この値は大きい）

　これに食物の吸収のための安全率（通常，摂取した食物の90%が吸収されると考えられる）を考慮して算出すると，成人の1日におけるエネルギー所要量は表8-1に示すとおりである．また，成長期の子ども，妊婦および授乳女性のエネルギー所要量には，さらに特別の配慮が必要である．

表 8-1 労働の強度と男女の1日におけるエネルギー所要量および生活活動指数

労働の強度	男性 (kcal)	女性 (kcal)	生活活動指数
軽い労働	2,150	1,750	0.24
普通の労働	2,450	2,000	0.39
やや重い労働	2,950	2,400	0.63
重い労働	3,400	2,750	0.86

しかし，最近ではエネルギー所要量は，基礎代謝量に対する生活活動強度の倍率で次のように示される（表 8-2）．

1日のエネルギー所要量＝1日の基礎代謝量×生活活動強度指数

表 8-2 生活活動強度による1日におけるエネルギー所要量（kcal）

年齢区分 （歳）	Ⅰ（低い）(1.3) 男	Ⅰ（低い）(1.3) 女	Ⅱ（やや低い）(1.5) 男	Ⅱ（やや低い）(1.5) 女	Ⅲ（適度）(1.7) 男	Ⅲ（適度）(1.7) 女	Ⅳ（高い）(1.9) 男	Ⅳ（高い）(1.9) 女
0〜（月）	110〜120 kcal/kg							
6〜（月）	100 kcal/kg							
1〜2	—	—	1,050	1,050	1,200	1,200	—	—
3〜5	—	—	1,350	1,300	1,550	1,500	—	—
6〜8	—	—	1,650	1,500	1,900	1,700	—	—
9〜11	—	—	1,950	1,750	2,250	2,050	—	—
12〜14	—	—	2,200	2,000	2,550	2,300	—	—
15〜17	2,100	1,700	2,400	1,950	2,750	2,200	3,050	2,500
18〜29	2,000	1,550	2,300	1,800	2,650	2,050	2,950	2,300
30〜49	1,950	1,500	2,250	1,750	2,550	2,000	2,850	2,200
50〜69	1,750	1,450	2,000	1,650	2,300	1,900	2,550	2,100
70 以上	1,600	1,300	1,850	1,500	2,050	1,700		
妊婦	＋350							
授乳婦	＋600							

栄養素のエネルギー量の測定

1　栄養素の熱量

　食物に含まれる糖質，脂肪およびタンパク質が燃焼するときに発生する熱エネルギー（カロリー）を，熱量計で測定すると，各1gについて，それぞれ 4.1 kcal，9.3 kcal および 5.3 kcal である．しかし，体内における各栄養素の消化吸収率や利用率を考慮しなければならないため，それぞれ糖質 4.0 kcal，脂肪 9.0 kcal およびタンパク質 4.0 kcal となる．

2　呼吸商

　吸気および呼気の酸素量および炭酸ガス量を分析して，各栄養素について炭酸ガスの呼出量と酸素の消費量との比（CO_2/O_2, 呼吸商, RQ）を求めると，そのときに体内で燃焼した各栄養素を知ることができる．呼吸商は，糖質では 1.0，脂肪では 0.71 およびタンパク質では 0.85 である．

　しかし，呼吸商の 0.85 は，必ずしも体内でタンパク質だけが燃焼したときの呼吸商とは限らず，糖質と脂肪との両者が，あるいは糖質，脂肪およびタンパク質が燃焼したときにも得られる．したがって，体内で糖質，脂肪およびタンパク質がどのような割合で燃焼したかは，呼吸商だけでは知ることはできない．

　それを知るためには，まず体内で消費されたタンパク質量を知り，そのタンパク質が燃焼するために消費された酸素量とタンパク質の燃焼によって生じた炭酸ガス量を求め，この値を全体の酸素量と炭酸ガス量から引くと，残りは糖質および脂肪の燃焼のために用いられた酸素量とその結果産生された炭酸ガス量となる．このときの呼吸商は非タンパク性呼吸商と呼ばれ，この非タンパク性呼吸商から，体内で燃焼した糖質と脂肪との比を知ることができる（表 8-3）．

　なお，体内で消費されたタンパク質量は，尿中の窒素量に 6.25 をかけると，求めることができる．

表 8-3　各非タンパク性呼吸商における糖質と脂肪との割合

非タンパク性呼吸商	糖質（%）	脂肪（%）
0.71	0	100
0.76	18.4	81.6
0.82	38.8	61.2
0.88	59.2	40.8
0.94	79.6	20.4
1.00	100.0	0

Memo

9 体温

ヒトをはじめ哺乳類や冷血動物の一部では，体温を外部および内部環境に抗して，程度の差はあるが，調節することができる（温度調節動物）．これに対して，温度従合動物では，自律性および行動性体温調節を欠き，その体温は環境温に比例して変化する．

また，環境温が長期的に相当大きく変化しても体温をほぼ一定に維持できる動物〔恒温（内温，温血）動物．哺乳類，鳥類など〕と環境温の変化によって体温が変化しやすい動物〔変温（外温，冷血）動物．爬虫類，両生類，魚類など〕に分けられる．

■ 体温

ヒトの体温は身体の表層部と内部で差があり，また，その部位によっても異なる．一般に体温といえば，身体内部の温度と考えてよいが，それを直接はかることはできないため，外界の影響を受けにくく，身体内部の温度に近い値を示す部位の温度（直腸温，口腔温あるいは腋窩温など）が測定される．そのうち，身体の内部温度に最も近いのは直腸温（約 37.5℃）で，口腔温（舌下温），腋窩温は，直腸温よりもそれぞれ 0.2〜0.3℃，0.5〜1.0℃低い．

体温はいつも恒常ではなく，生活条件によって変動する．1日のうち，午前4〜6時が最も低く，午後5〜7時ごろが最も高い（日内変動）が，その変動幅は1℃以内である．筋運動，食事，精神興奮時には，物質代謝が促進されて体熱産生が増加し，体温は上昇する．

図 9-1 月経周期に伴う基礎体温の変動

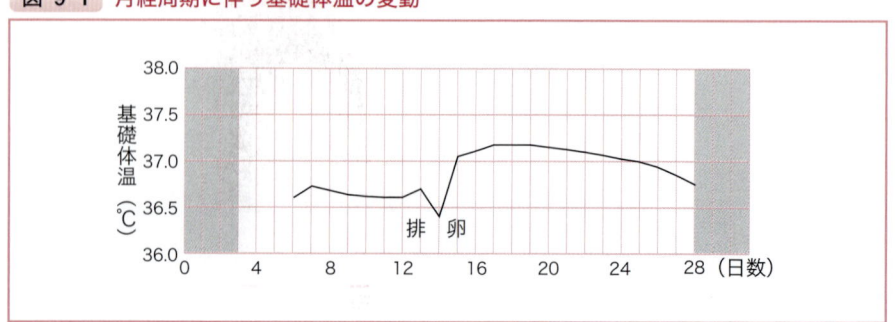

体温は年齢によっても若干差がある．成人に比べ，小児では 0.2〜0.5℃高く，老人では 0.5℃低い．男女間では差はあまり認められないが，女子では黄体ホルモンの影響によって月経周期とともに体温は変動する．早朝起床前の体温（基礎体温）は，排卵時には 0.2℃下降し，その後月経周期後半には 0.1〜0.4℃上昇し，月経期には再び 0.6℃下降する（図 9-1）．

体熱の産生

各臓器の活動に伴って生ずる化学的変化によって体熱が産生される（表 9-1）．

体内で最も産熱の多い臓器は，骨格筋および肝臓である．とくに，骨格筋は体重の約 45％を占めているので，安静時でも全熱量の 3/4 を産生しているが，筋運動中には 9/10 にも達する．

体温が下降すると，立毛や寒さによるふるえ（寒冷ふるえ．筋の律動的収縮）によって熱産生（ふるえ熱産生）が増加する．

寒冷時には，副腎髄質および甲状腺から，それぞれアドレナリンおよびサイロキシン（チロキシン）が分泌され，物質代謝が促進されるため，体熱が産生（非ふるえ熱産生）される．

体熱の放散

体熱は，体表面から輻射性熱移動（放射性熱移動），伝導性熱移動および対流性熱移動ならびに水分蒸散など，おもに物理的な機序によって放散される（表 9-1）．

表 9-1　体熱の産生量と放散量（1 日 2,700 kcal とした場合）　（kcal）

体熱産生		体熱放散	
骨格筋	1,570	輻　射	1,181
呼吸筋	240	伝導と対流	833
肝　臓	600	蒸　発	558
心　臓	110	食物を温める	42
腎　臓	120	吸気を温める	35
その他	60	運動（仕事）	51
計	2,700	計	2,700

1　輻射性熱移動（放射性熱移動）

室温が 15～20℃ のときには，全放熱量の約 60% は輻射性熱移動によって放散される．

2　伝導性熱移動および対流性熱移動

体温が上昇すると，体熱は，呼吸器で暖められた呼気が温熱性呼吸亢進および温熱性頻呼吸（多呼吸）によって，また消化器，泌尿器においては排泄物によってそれぞれ体外に放散される（伝導性熱移動）．

皮膚においては，血管が拡張し，真皮の表層に分布している血管網内の血液が皮膚に接触している空気を表皮を介して暖め，体熱を外界に放散する（対流性熱移動）．なお，皮膚表面に外気温より高い空気層があるときは，その層を介して放散される．この空気層の厚さは無風状態では 4～8 mm であるが，風があると薄くなり，放熱されやすくなる．

3　水分蒸散（不感蒸散）

水分は皮膚の表面および呼吸器の粘膜から水蒸気としてつねに失われている（水分蒸散）．この現象は発汗（有感蒸散）とは異なり，意識されないので不感蒸散という．

1 日の不感蒸散量は皮膚表面からは 600～700 ml，呼吸器からは 150～450 ml である．1 g の水が蒸発する場合，約 0.58 kcal の熱が放散されるため，皮膚表面からの不感蒸散では 350～400 kcal の，また呼吸器からの不感蒸散では 90～260 kcal の熱量がそれぞれ失われる．

なお，皮膚における不感蒸散量は，皮膚温によって左右され，皮膚温が高いほど多い．

■ 発汗（有感蒸散）

1　汗　腺

汗腺には，エクリン腺とアポクリン腺とがあるが，ヒトでは，その大部分はエクリン腺で，体温調節に関与している．アポクリン腺は腋窩ならびに乳頭および肛門の周辺部などにあるに過ぎない．両者のおもな違いはその分泌様式である．アポクリン腺においては分泌に際して細胞の原形質の一部が分泌物中に混入するのに対して，エクリン腺では分泌時にも細胞の形はほとんど変わらない．

2　汗の成分

汗はその99%以上が水（比重1.002～1.006）で，残りはNaCl，窒素化合物（尿素，尿酸，アンモニアおよびクレアチニン）や乳酸などである（表9-2）．

分泌が盛んになると，Na^+やCl^-の濃度は高くなる．汗へのNa^+の排泄はアルドステロン（副腎皮質ホルモン）によって抑制される．

表9-2　汗の成分

成　分	濃　度	成　分	濃　度
水	99.2～99.7%	総 N	28～53 mg %
氷点降下	－0.09～－0.688℃	アミノ酸 N	1～8
pH	6.1～8.2	アンモニア N	3～10
		尿素 N	15～29
Na	45～240 mg %	尿酸 N	0～0.3
K	20～100	クレアチニン	0.3～1.0
Ca	2.1～7.8	クレアチン	痕　跡
Mg	0.02～0.2		
Cl	60～350	ブドウ糖	1～11 mg %
HCO₃	1.6～18.6 Vol %	乳　酸	33～140
SO₄	4～6 mg %	焦性ブドウ酸	0.9～6.9
P	痕　跡		

3　発汗（有感蒸散）の機序

発汗（有感蒸散）はその生理的動機や意義によって，温熱性発汗，精神性発汗および味覚性発汗の3つに分類できる．

a．温熱性発汗

温熱性発汗は温熱的刺激，たとえば気温の高いときや筋作業で体熱の産生が増加したときなどに起こる．そして，汗が蒸発し，体熱が放散される．

温熱性発汗は，普通，手掌や足蹠を除いた全身の皮膚に同時に現れる．

発汗がはじまるまでには，高温時でも約20分の潜伏期がある．夏季，筋運動時，睡眠時（とくに，寝入りばな）には，発汗性が亢進していて，わずかな刺激によっても容易に発汗する．

b．精神性発汗

精神性発汗は外界温度や体温の上昇とは関係なく，精神緊張や感動によって，手掌，足蹠および腋窩に現れる発汗である．いわゆる手に汗を握るとか，あるいは冷や汗とかいうのはこの発汗のことである．腋窩は温熱性発汗および精神性発汗がともによく起こる部位である．

なお，精神性発汗では，潜伏期が短く，消退も速いのが特徴である．

c．味覚性発汗

辛味，酸味の強い飲食物を摂ると，顔面，とくに口唇周囲，鼻尖や前額などに発汗の起こることがある．

4 汗腺の神経支配および発汗中枢

汗腺の分泌神経は交感神経である．しかし，この交感神経はコリン作動性であるから，発汗はピロカルピンやアセチルコリンによって促進され，アトロピンで抑制される．

発汗中枢は脊髄と視床下部とに存在する．視床下部において他の自律機能の中枢と連絡し，体温調節が行われる．発汗中枢の興奮性は，血中の炭酸ガスの増加や血中の酸素の減少によって亢進し，運動中，睡眠中および解熱後に高まる．

身体の一側を下にして横になると，下になった側（圧迫側）の発汗は減少し，反対側（上側）の発汗は増加する．これは下にした側の皮膚が圧迫されたために起こる反射で，半側発汗（皮膚圧-発汗反射）という．

体温調節

温度調節動物においては，体温は視床下部に存在する体温調節中枢による化学的体温調節（代謝性熱増減による体熱産生の調節）と物理的体温調節（物理的過程による体熱放散の増減による調節）によって一定に保たれている．

体温調節中枢を興奮させる機序には，体温調節中枢を流れる血液の温度変化が直接中枢に作用する場合と，皮膚に加わった温度刺激によって温度感覚受容器が刺激されて，その興奮が感覚神経により体温調節中枢に伝えられて起こる場合がある．

図 9-2 発熱と解熱

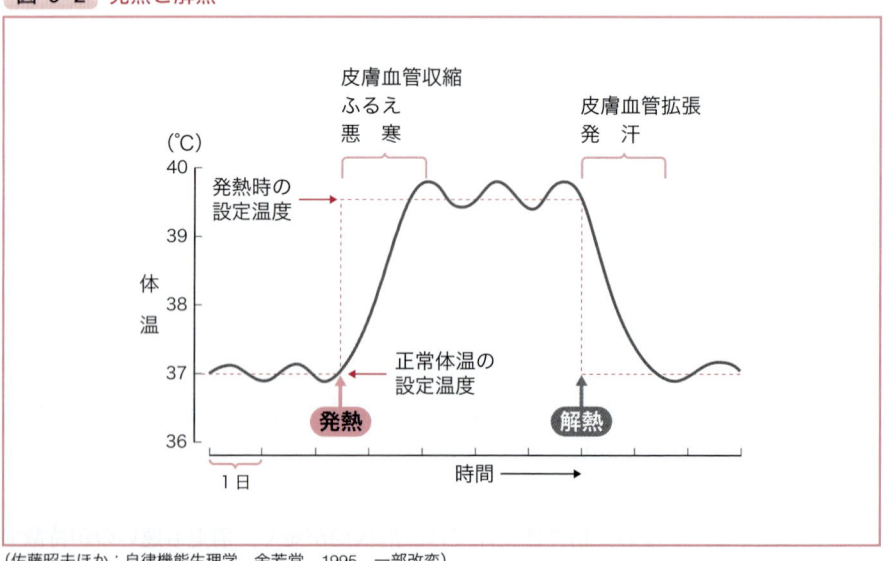

(佐藤昭夫ほか：自律機能生理学，金芳堂，1995，一部改変)

正常体温時に設定されていた体温調節中枢の体温レベルが，発熱物質によって高温に設定されると，正常体温よりも高温で体温調節されるようになり，その結果，体熱が過剰に産生され（発熱），寒さを感じるようになり，ふるえ（悪寒戦慄）が起こる．このように体熱産生の促進や体熱放散の抑制が起こるため，体温が上昇する．一方，解熱時には，体温調節中枢での設定温度が正常に戻る．そのため，皮膚血管の拡張や発汗が起こり，体熱放散が促進される（図 9-2）．

　温度従合動物においては，温度調節動物でみられる体温の上昇，下降による各反応は認められるが，視床下部の体温調節中枢の機能がないため，環境温によって体温は容易に変動する．そのため，食物や水が不足する，暑い，乾燥した夏季には，熱消費量を抑制して，夏眠（長期間の休眠）に入り，寒冷と食物不足の冬季には冬眠（体温と代謝の低下を伴う休眠状態）をする．

10 内分泌

ホルモンの定義

　ホルモンは，内分泌腺（図10-1）から血液またはリンパ液中に分泌され，体液循環によって遠隔の臓器（標的器官）まで運ばれ，きわめて微量で標的器官に作用して，身体の各機能を調節（液性調節）する物質であると定義されてきた．しかし，現在では，ホルモンの定義は，ニューロンから血中に分泌される化学物質をはじめ，消化管ホルモン，エリスロポエチンの存在など，次にあげる根拠によって大幅に書き改められるようになった．

① あるホルモンが1つの内分泌腺だけから分泌されているとは限らない．ソマトスタチンは，視床下部，膵臓および消化管から分泌されている．
② 分泌したホルモンが標的器官まで運ばれて作用するとは限らない．ある細胞から分泌したホルモンをその細胞が受容して反応したり（オートクリン），隣接の細胞が分泌したホルモンを受容して活用したり（パラクリン）することがある．
③ 新しく発見されたホルモンのなかには，従来から用いられているホルモンの化学構造による分類のできないものがある．
④ 新しいホルモンが次々と発見されるので，すべてのホルモンを全体としてまとめるまでには至っていない．発見されたホルモンの数は数百種類にも達する可

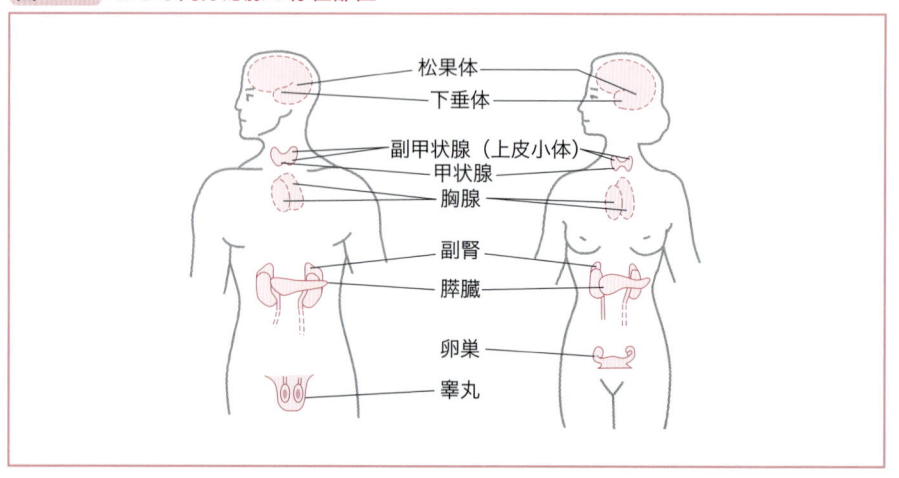

図10-1　おもな内分泌腺の存在部位

能性があると考えられる．そのおもなものに，エンケファリン，エンドルフィン類（主として，鎮痛作用に関与する），ヒト心房性ナトリウム利尿ペプチド（主として，循環血液量の調節に関与する），カルシトニン遺伝子関連ペプチド（主として，自律神経および体性感覚神経の伝達物質である），レプチン（食欲抑制ホルモン．脂肪細胞から分泌され，視床下部の満腹中枢を刺激する．この機能が低下すると肥満となる）などがある．

ホルモンの分泌調節

1 下垂体前葉ホルモン

向下垂体ホルモン（成長ホルモン放出ホルモン，成長ホルモン抑制ホルモンおよび甲状腺・副腎皮質・性腺・乳腺の各刺激ホルモン放出ホルモン，プロラクチン放出因子，プロラクチン抑制ホルモン）が視床下部のニューロンの軸索終末から血管（視床下部-下垂体門脈．視床下部と下垂体との2か所で毛細血管を形成する血管系）内に分泌され，その血行を介して下垂体前葉に運ばれて，各下垂体前葉ホルモンの合成，分泌を促進または抑制する．

2 下垂体後葉ホルモン

下垂体後葉ホルモンは，視床下部の視索上核の神経細胞でバソプレッシンが，室傍核の神経細胞でオキシトシンが産生され，それぞれ視索上核-下垂体路，室傍核-下垂体路によって後葉に輸送されて，そこで貯蔵され，必要に応じて血中に放出される（神経分泌という）．

なお，向下垂体ホルモンと下垂体後葉ホルモンとを総称して，視床下部ホルモンという．

a．バソプレッシン（抗利尿ホルモン）

バソプレッシンの分泌は，血漿浸透圧が低下すると減少し，利尿を促進する．大量の飲水後に起こる異常な利尿（水利尿）はこのためである．水利尿はいわば一過性の尿崩症である．

b．オキシトシン

オキシトシンの分泌は，分娩，授乳および性交などによって促進される．

3 甲状腺ホルモン

a．サイロキシン（チロキシン）

サイロキシンの分泌は下垂体前葉の甲状腺刺激ホルモンによって調節されている．甲状腺刺激ホルモンの合成，分泌は，血中のサイロキシン濃度が低下すると視床下

部の甲状腺刺激ホルモン放出ホルモンによって促進され，上昇すると抑制される．
　サイロキシンの分泌は，ヨウ素の投与および各種ストレスによって減少し，精神興奮，寒冷および妊娠などによって増加する．

b．カルシトニン

　カルシトニンは血中カルシウム濃度が高くなると分泌する．神経系または下垂体前葉は関与していない．

4　副甲状腺ホルモン（上皮小体ホルモン，パラソルモン）

　副甲状腺ホルモンの分泌は，血中のカルシウム濃度が低いときには増加し，高くなると減少する．神経系または下垂体前葉の関与はない．

5　副腎皮質ホルモン

a．電解質コルチコイド（鉱質コルチコイド，アルドステロン）
　下垂体前葉の支配を受けず，腎で生成されるアンジオテンシンⅡによって刺激され，血液中のナトリウムおよびカリウムの濃度や血漿量が減少すると分泌する．

b．糖質コルチコイド（グルココルチコイド）

c．性ホルモン（副腎アンドロジェン）
　アンドロジェンは男性ホルモンの総称である．
　糖質コルチコイドと性ホルモンの分泌は，ともに下垂体前葉の副腎皮質刺激ホルモンによって，副腎皮質刺激ホルモンの合成，分泌は視床下部の副腎皮質刺激ホルモン放出ホルモンによって調節されている．

6　副腎髄質ホルモン（カテコールアミン）

　カテコールアミン（アドレナリン，ノルアドレナリンなどの総称）の分泌は交感神経によって調節されている．ヒトでは副腎髄質から分泌するカテコールアミンの約80％はアドレナリンである．
　カテコールアミンは通常は少量ずつ分泌されているが，ストレスが加わったとき，たとえば疼痛，寒冷，血圧下降，血糖量の減少，血中の炭酸ガスの増加や精神興奮などの交感神経活動亢進（緊張）によって，その分泌はとくに増加し，内部環境の恒常性を維持する．

7　膵臓ホルモン

　膵臓にある特殊な上皮細胞の集まりであるランゲルハンス島のベータ細胞からはインスリンが，アルファ細胞からはグルカゴンが分泌する．

a．インスリン

　インスリンの分泌は血糖量そのものによって調節されている．血糖量が増加するとインスリンの分泌が高まり，血糖量が減少すると分泌は低下する．迷走神経（副交感神経）の影響はほとんど受けない．

b．グルカゴン

　低血糖，インスリンおよび成長ホルモンによって，グルカゴンの分泌が促進される．交感神経の興奮によっても分泌が起こるといわれている．

8　性腺ホルモン（性ホルモン）

　男性ホルモン（テストステロン）および女性ホルモン（エストロジェン，プロジェステロン）の産生，分泌は下垂体前葉の性腺刺激ホルモン（卵胞刺激ホルモンおよび黄体形成ホルモン）によって，性腺刺激ホルモンの合成，分泌は視床下部の性腺刺激ホルモン放出ホルモンによって調節されている．

ホルモンの作用および分泌異常疾患

1　下垂体前葉（腺下垂体）

a．作　用

◆ 成長ホルモン（ソマトトロピン）

　身体の成長を著しく促進させる作用がある．幼若な動物に注射すると，巨大成長をきたす．夜間に分泌は増加する．

◆ 甲状腺刺激ホルモン

　甲状腺の発育と甲状腺ホルモンの分泌を促す作用があるが，その分泌は血中の甲状腺ホルモンの濃度が高ければ抑制され，濃度が低下すると促進される．

◆ 副腎皮質刺激ホルモン（コルチコトロピン）

　副腎皮質刺激ホルモンは，副腎皮質に働いて，その構造を正常に維持し，副腎皮質ホルモンの分泌を促進する作用がある．

　副腎皮質刺激ホルモンの分泌は視床下部の興奮によって促進される．とくにストレスに際しては，その分泌は著しく増加する．

◆ 性腺刺激ホルモン（ゴナドトロピン）

① 卵胞刺激ホルモン

　　卵巣の原始卵胞を刺激して，卵胞の発育を促進する．
　　男性に対しては，精子の成熟を促進する作用がある．

② 黄体形成ホルモン

　　黄体を形成し，排卵を促す作用がある．
　　睾丸の間質細胞を刺激して，男性ホルモンの分泌を促進する（間質細胞刺激

ホルモンともいう）．
- ◆ **乳腺刺激ホルモン（プロラクチン）**
  女性ホルモンによってすでに反応しやすくなっている乳腺に作用して，乳汁の分泌の開始および維持を調節する．
  卵巣に働き，形成された黄体を維持する作用がある．

b．**分泌異常疾患**
- ◆ **分泌亢進**
  機能亢進が成長期に起こると巨人症となり，成人後に生ずると骨端部に肥大が現れる（先端巨大症）．
- ◆ **分泌低下**
  成長期に成長ホルモンの分泌が低下すると（下垂体性）小人症（こびと）になる．また，前葉機能が全般的に著しく低下すると，シモンズ病となる．さらに，前葉の支配下にある内分泌腺の退化萎縮を伴うので，その影響も併発する．

2　下垂体中葉

a．**作　用**
- ◆ **メラニン細胞刺激ホルモン**
  ヒトでは，副腎皮質ホルモンの産生が十分でないとき（アジソン病）にみられる皮膚の着色はこのホルモンの作用による．

3　下垂体後葉（神経性下垂体）

a．**作　用**
- ◆ **バソプレッシン**
  腎臓の尿細管（主として遠位尿細管および集合管）に働いて，水分の再吸収を促し，尿量を減ずる（抗利尿ホルモン）．
  また，バソプレッシンの血中濃度が高いときには，血管を強く収縮させ，血圧を上昇させる．ただし，心臓の収縮力は弱まる．
  循環血液量が減少すると，心拍数を調整して血圧を正常に維持する働きがある．
- ◆ **オキシトシン**
  子宮筋，とくに妊娠子宮を強く収縮させる．ことに，分娩時にはこの作用は著しい．また，授乳に際して乳腺の筋上皮細胞を収縮させて，乳汁の排出を促す．
  平滑筋（たとえば，腸，膀胱および胆囊）を収縮させる作用がある．

b．**分泌異常疾患**
抗利尿ホルモンの分泌が不足すると，尿細管における水の再吸収が不十分となり，尿量が増加する（尿崩症）．1日の尿量が30lにも達することがある．

4 甲状腺

a．作 用

◆ サイロキシン（チロキシン）

① 代謝亢進作用

　　サイロキシンは物質代謝を促進して，基礎代謝量を高める．酸素消費量および炭酸ガス排出量は増加する．

② 物質代謝に対する作用

　　小腸から糖質を吸収し，肝グリコーゲンの分解やタンパク質や脂肪のような糖以外の物質からの糖の生成（糖新生）を促進し，血糖上昇や糖尿を起こす．

　　タンパク合成を促進し，血中コレステロール濃度を減少させる．

　　利尿作用を有し，体液代謝を調節する．

③ 各種身体機能に対する影響

　　甲状腺の機能低下によって身体の成長が著しく阻害される．下垂体前葉の成長ホルモンがその効果を十分に発揮するためにはサイロキシンが必要である．

　　循環系に対しては，代謝亢進の結果，全身の血管が拡張するため血流量が増す．心拍出量や心拍数も増す．アドレナリンおよびノルアドレナリンの血管収縮作用がサイロキシンによって増強され，血圧上昇がみられる．

　　サイロキシンは，中枢神経系の発達に欠くことができず，発育後の脳の活動を維持する働きがある．

◆ カルシトニン

① 骨からのカルシウムの遊離（骨吸収）を抑制する．
② 尿細管におけるカルシウムの再吸収を抑制する．
③ 尿中へのリンの排泄を増加させる．
④ 血中のカルシウムおよびリンの濃度を低下させる．
⑤ 血中のカルシウム濃度が高くなると分泌する．
⑥ 血中のカルシウム濃度の維持に関して，パラソルモン（副甲状腺ホルモン）とは，拮抗的に働く．
⑦ 骨パージェット病（変型性骨炎）に有効である．骨粗鬆症にも効果があるといわれている．

　なお，カルシトニンは最初は副甲状腺から分泌されると推定されたが，甲状腺から分泌されることがわかり，サイロカルシトニン（チロカルシトニン）と改名された．しかし，その後，甲状腺以外の臓器（下垂体，胸腺，肺，腸，肝臓，膀胱）でもつくられることが判明し，再びカルシトニンと呼ばれるようになった．

b．分泌異常疾患

◆ 分泌亢進

　甲状腺の肥大，心拍数の増加および眼球突出が認められ，基礎代謝量，酸素消費量，炭酸ガス排出量および尿中窒素の排泄量が増加する．体温は上昇し，耐糖力は減退する．神経系の興奮も高まる（バセドウ病，グレーブス病）．

◆ 分泌低下

　成長後に甲状腺の機能が低下すると基礎代謝が低下し，皮膚や粘膜に浮腫が生じ，また皮膚の乾燥，脱毛および皮下組織の肥厚がみられる（粘液水腫）．

　先天的甲状腺欠如や発育期における甲状腺の機能減退によるサイロキシンの分泌不足は，身体および知能の発育を低下させる（クレチン病）．

5　副甲状腺（上皮小体）

a．作　用

　副甲状腺ホルモン（上皮小体ホルモン，パラソルモン）のおもな働きは，血漿中のカルシウム量を一定に保つことである．

　副甲状腺ホルモンを注射すると，細胞外液のカルシウム濃度が著明に上昇し，リン濃度が低下する．

　カルシウム濃度が上昇するおもな原因は，このホルモンが骨組織に直接作用して，骨中のカルシウムの遊離を促進するためである．一方，血漿リン濃度が低下するのは，腎尿細管におけるリンの再吸収が減少し，その排泄量が増えるからである．

　なお，ビタミンD欠乏時には，副甲状腺ホルモンの作用は現れない．

b．分泌異常疾患

◆ 分泌亢進

　副甲状腺ホルモンによる血漿カルシウムの増加は，骨組織からのカルシウムの動員の結果であるので，骨組織は線維性となり，脆く折れやすくなる（嚢胞性線維性骨炎）．

◆ 分泌低下

　副甲状腺ホルモンが欠乏すると，血漿カルシウムが減少し，神経系の興奮が高まり，筋が痙攣を起こしやすくなる（副甲状腺性テタニー）．

6　副腎皮質

a．作　用

◆ 電解質コルチコイド（鉱質コルチコイド，アルドステロン）

　電解質コルチコイドは，尿細管におけるナトリウムの再吸収および尿中へのカリウムの排泄を促進する．したがって，体内のナトリウム量が増大する．

　水の再吸収も増加する．尿細管においては，Na^+はH^+と交換して再吸収されるため，体液の水素イオン濃度は低下する．

◆ 糖質コルチコイド（グルココルチコイド）

　コルチゾル，コルチゾンはその一種．

　糖質コルチコイドは，肝臓のグリコーゲンを著明に増加させ，同時に血糖を上昇させる．そのおもな作用機序は肝臓におけるアミノ酸からの糖新生を促進することである．その他，組織タンパク量を減じ，組織から脂肪を動員する．

リンパ球および好酸球の減少ならびに好中球，赤血球および血小板の増加もみられる．

抗炎症作用も有する．

成長ホルモンの分泌を抑制する．

◆ 性ホルモン（副腎アンドロジェン）

副腎アンドロジェンはタンパク合成作用をもっており，糖質コルチコイドの作用と拮抗している．この作用は成人女性において重要である．

b．分泌異常疾患

◆ 分泌亢進

糖質コルチコイドの分泌過剰は，肥満，皮下脂肪の蓄積，糖尿および高血圧などを起こす（クッシング病）．

副腎アンドロジェンの分泌過剰が，小児に現れると性的早熟が，成人女性に起こると男性化がみられる（副腎性器症候群）．

◆ 分泌低下

副腎皮質の機能が低下すると，ナトリウムの排泄量が増し，カリウムが体内に増加する．脱水および血液の濃縮などが起こる（アジソン病）．

7　副腎髄質

a．作　用

◆ カテコールアミン

カテコールアミンはアドレナリン，ノルアドレナリンおよびドーパミンの総称である．おもな作用は，交感神経刺激と類似した作用および物質代謝促進作用である．

循環系に対しては心臓の機能を促進，心拍数および収縮力を増加させる．また，末梢（皮膚，粘膜および腹部内臓）血管を収縮させ，血圧を著明に上昇させる．

消化管の運動を抑制し，幽門や回盲弁の括約筋，胆嚢，子宮および立毛筋などを収縮させる．胃腸および気管支を弛緩させる．

肝臓におけるグリコーゲンの分解を促進し，血糖量を増加させる（過血糖）．酸素消費量および熱発生は増大する．

脂肪組織中の中性脂肪の加水分解を促進して，血中の遊離脂肪酸を増加させる．

ただし，アドレナリンとノルアドレナリンとでは，その作用は異なる（表10-1）．

表10-1 アドレナリンとノルアドレナリンの作用の比較

アドレナリン	作　用	ノルアドレナリン
＋	血圧上昇	＋＋＋＋
＋＋＋	心駆出量	±
＋＋＋	脂肪の動員	＋＋＋＋
＋＋＋＋	過血糖	＋
＋＋＋＋	基礎代謝率の上昇	＋＋
＋＋＋＋	好酸球の減少	＋
＋＋＋＋	中枢神経系の興奮	＋＋＋

8 膵　臓

a．作　用

◆ インスリン

　インスリンは血糖量を下げる．これはインスリンが筋に作用し，糖の過度の分解を防ぎ，かつ筋および肝臓におけるグリコーゲンの合成を促進するためである．
　筋，脂肪組織におけるタンパク合成を促進する．
　脂肪組織において，脂肪の酸化を抑制し，糖から脂肪への合成を促進して脂肪酸の産生を抑制する．

◆ グルカゴン

　グルカゴンは肝グリコーゲンを分解して，血糖を増加させる．しかし，他の組織（筋など）には作用しない．

b．分泌異常疾患

　インスリンの分泌が低下すると，過血糖が起こり，糖尿が出る（糖尿病，真性糖尿病）．
　血糖の正常値は空腹時 110 mg/dℓ 以下といわれている．
　多尿，多飲および多食を伴う．
　血中にケトン体が増加するために，血液はアシドーシスに傾き，悪化すれば昏睡に陥り，死の危険が生ずる．
　なお，糖尿病は歯周病を悪化させ，歯周病は糖尿病を悪化させる．

9 性　腺

a．作　用

◆ 男性ホルモン（テストステロン）

　思春期において，副性器を発育成長させて，男性二次性徴を促し，かつ維持する．すなわち，顔面，腋窩および陰部などに発毛がみられ，咽頭の成長で声変りをする．また，男性の性欲を起こさせる．タンパク同化作用があり，思春期において筋および骨格の発達が著しいのは，この作用のためである．

◆ 女性ホルモン

① 卵胞ホルモン（エストロジェン）

　　卵胞ホルモンのおもな機能は，女性生殖器ならびに他の生殖に関する組織の発育を促すことである．すなわち，性器ならびに女性二次性徴の発達を促進し，かつそれを維持する．子宮粘膜の増殖を起こさせる．また，乳腺の発育を促進する．しかし，乳汁生成は抑制する．
　　動物に投与すると発情させるので，発情ホルモンともいう．

② 黄体ホルモン（プロジェステロン）

　　卵胞ホルモンによって，肥厚した子宮内膜は黄体ホルモンの分泌により受精前の着床に備える．

子宮筋の収縮の周期を減少させて，受精卵子を排除しないようにし，かつ排卵を抑制して，妊娠を持続させる．

卵胞ホルモンとともに，乳腺の腺房組織の発達を促す作用がある．ただし，乳腺分泌そのものは女性ホルモンによっては起こらない．

体温，呼吸数および心拍数を高める作用もある．

10 胸　腺

胸腺は，サイモシンを分泌する．

骨髄でつくられたリンパ球の一部は，胸腺に移動し，サイモシンなどの影響を受けて成熟 T 細胞となり，細胞性免疫に関与している．

なお，他のリンパ球は，リンパ組織を経由して，B 細胞を経て形質細胞となり，免疫抗体（免疫グロブリン）を産生して液性免疫（体液性免疫）に関与している（p.13 参照）．

胸腺は，思春期で最大となり，成人では脂肪化して萎縮が進み，免疫力は低下する．

11 松果体

松果体は，そのホルモンであるメラトニンを分泌するといわれている．メラトニンは，日周リズム（1 日を周期として変動するリズム）の調節に関与している（生物時計）．

松果体は，幼児では大きく，成人では退化し，高齢者ではメラトニンの分泌量が減少し，就眠時間が早くなり，眠りも浅くなる．

11 生　殖

生物の生命には限りがあるが，子孫を残して，種属を維持するための機能（生殖）をもっている．ヒトは有性生殖を行う．

■ 女性の生殖機能

女性生殖器は，卵巣，卵管，子宮および腟などからなっている（図 11-1）．卵巣は女性ホルモン（卵胞ホルモンおよび黄体ホルモン）の分泌および生殖細胞（卵子）の産生を行う．

図 11-1　女性生殖器

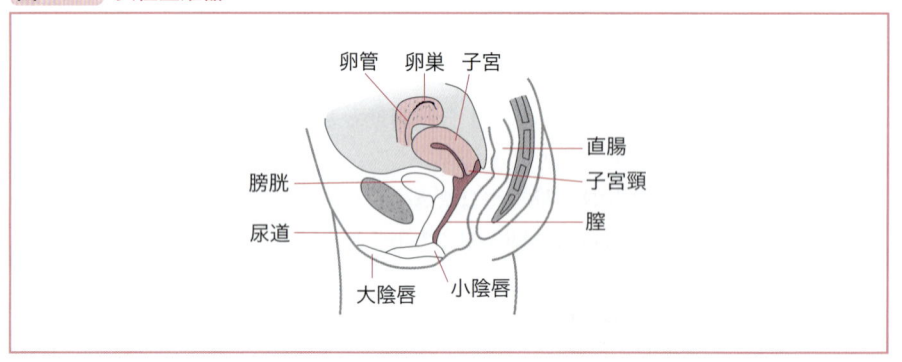

1　卵巣の機能

卵巣の皮質には未成熟な原始卵胞があり，1 個の卵子とこれを包む卵胞上皮からなる．

原始卵胞は，数日かかって胞状卵胞（グラーフ卵胞）になり，成長を続けて直径約 2 mm ぐらいになると，卵巣の表面に現れる．やがて卵胞は破れて，その中の卵子は骨盤腔内に排出（排卵）され，卵管采から卵管内に入る．なお，卵子は左右側の卵巣から約 4 週ごとに交互に 1 個ずつ排出される．一生の間（約 30 年間）に放出される卵子の数は約 400 個である．排卵を終わった卵胞は黄体を形成する．黄体は女性ホルモンを分泌する（卵巣周期，図 11-2）．

受精が起これば，黄体は次第に増大し続け，妊娠中存在し，分娩後に消失する．

図 11-2 卵巣における卵胞の成熟および黄体の形成過程を示す模式図

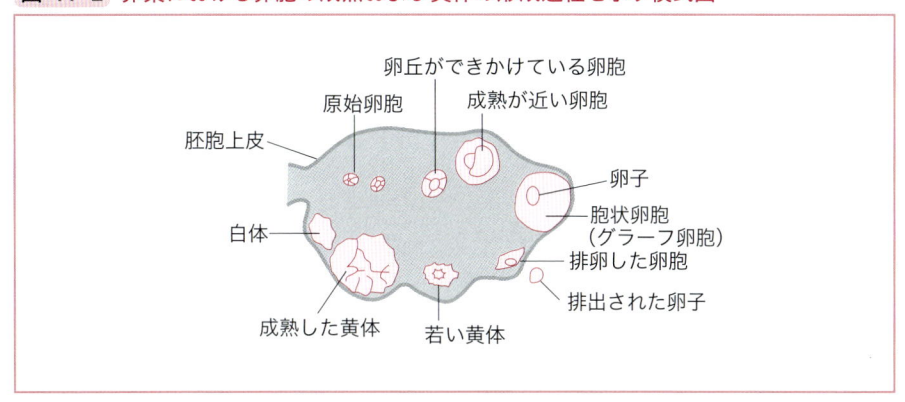

受精が起こらなければ，黄体は 10 日後に白体となって消失する．黄体の吸収がはじまると同時に，新しい原始卵胞の発育がはじまる．

2 月　経

月経は一定間隔で反復する子宮粘膜の出血で，子宮粘膜は卵巣の周期的変化に対応して変化を起こす（月経周期，図 11-3）．

月経によって破壊された子宮粘膜は月経周期の前半 5〜6 日間で肥厚し，血管は増える．この時期に卵胞は発育する．

さらに，12〜24 日間で子宮粘膜はますますその厚さを増し，血管は充血し，腺は発達し，分泌が盛んになる（分泌期）．受精が起こらなければ，肥厚した子宮粘膜の表層は破壊され，剥離して，出血を伴い，腟を通じて排出される（月経）．月経は約 4〜5 日続く（月経期）．

年齢が 40 歳を超えると，卵子は死滅し，卵胞からの卵胞ホルモン（エストロジェン）の分泌は減少して月経も停止（閉経，月経閉止）する．

図 11-3 月経周期の模式図

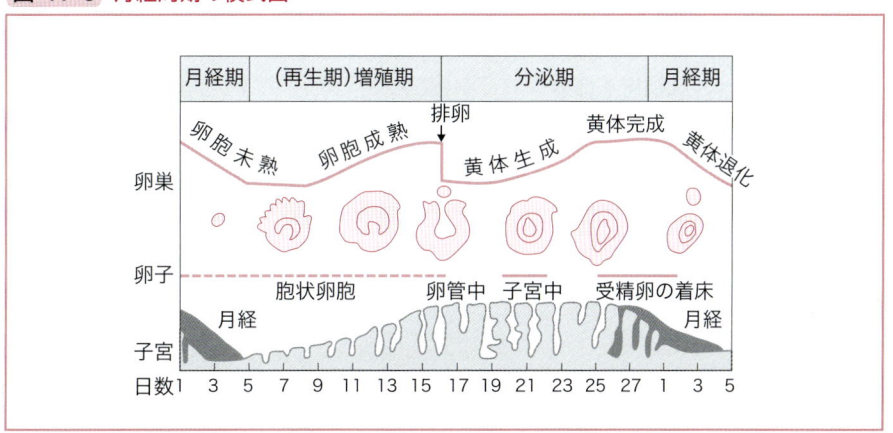

月経血は凝固しない．月経時にはプラスミノゲンを活性化してプラスミンに変える酵素（フィブリノキナーゼ）が子宮内膜から分泌されて，血中のフィブリノゲンやフィブリンを溶解するからである．

3　受　精

卵巣から排出された卵子と膣内に射出された精子とが結合することを受精という．受精は普通，卵子が卵管を通っている間に行われる．受精卵は分裂を続けながら卵管を下り，数日後に分泌期にある子宮粘膜に着床して妊娠が成立する．着床すると粘膜は肥厚する（脱落膜）．

4　胎　盤

胎盤は母体と胎児との間の血液ガス，栄養素および老廃産物の交換の場であり，胎児側の絨毛膜の一部と母体側の脱落膜の一部とからなる．胎盤は 4 か月で完成するが，その後も肥大し，妊娠の末期には直径 15～20 cm，重さ 500 g ぐらいになる．胎盤はまた女性ホルモンを分泌する．

5　分　娩

受精卵が着床後 40 週で，体重約 3 kg，身長約 50 cm の成熟胎児となると，子宮筋の律動性収縮を伴って陣痛が起こり，やがて胎児は子宮から産道を経て体外に排出される（分娩）．分娩には，下垂体後葉ホルモン（オキシトシン）が重要な役割をはたしている．

6　乳汁分泌

女性の乳腺は思春期になると，女性ホルモンによってその発育が促進される．

乳汁の生成および導管部への乳汁分泌は乳腺刺激ホルモン（下垂体前葉ホルモン，プロラクチン）によって促進され，乳腺刺激ホルモンの分泌の促進，抑制はそれぞれ視床下部のプロラクチン放出因子，プロラクチン抑制ホルモンによって調節されている．

オキシトシンは，導管周囲の平滑筋を収縮させて，乳汁を排出させる（吸乳反射，乳汁射出反射）．乳首あるいは乳輪への触刺激または膣腔および子宮への機械的刺激によってオキシトシンが反射的に分泌される（図 11-4）．

妊娠中は，女性ホルモンの分泌が増加しているため，乳腺の発育は促進される．

図 11-4 乳汁分泌とホルモン

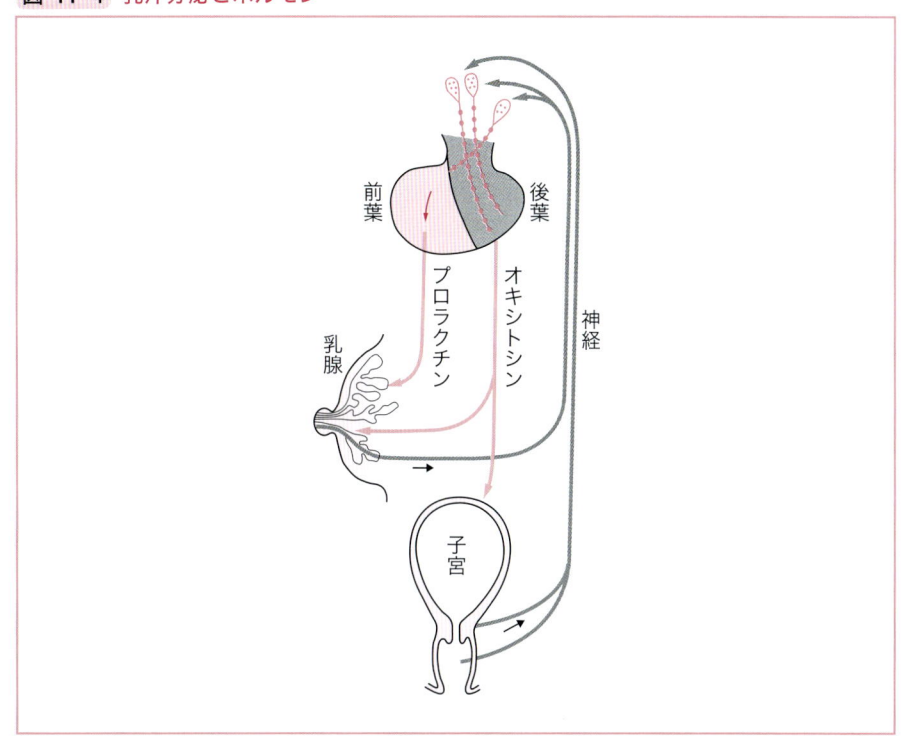

7　授　　乳

　妊娠中は黄体ホルモンの分泌が盛んであるため,月経や乳汁分泌などはみられない.しかし,出産すると黄体ホルモンの分泌が衰えて,下垂体前葉を介して乳汁の分泌が起こる.妊娠後期には乳汁は少しずつ分泌され,最後の週に入って初乳が分泌する.初乳にはカゼイノゲンは含まれていない.出産に伴って乳腺刺激ホルモンの分泌が急激に増加し,分娩後3～4日経つと真乳が出る.6～12か月間乳汁の分泌は続く.授乳していると月経は起こらないかまたは遅れる.授乳中,乳児は母親の胸に手を触れて,母子のコミュニケーションをとっている.

男性の生殖機能

　男性生殖器は精巣（睾丸），精巣上体（副睾丸），精管，射精管，精囊，尿道，前立腺，尿道球腺および陰茎からなる（図 11-5）.

　精巣には，間質細胞による男性ホルモンの分泌および精細管における精子形成の2つの機能がある.

図 11-5　男性生殖器

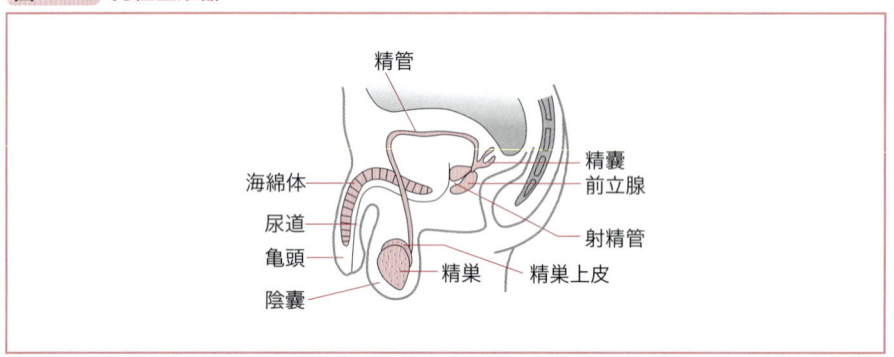

1　精　　子

　精子は，長さ 50〜60 μm で，平たい洋梨形の頭部，短い頸部および長い尾部をもっている．頭部には核があり，尾部を動かして運動する．

　精子は精巣内ではあまり運動しないが，精囊，前立腺および尿道球腺などの分泌液が加わった精液中では運動は活発となる．とくに，アルカリ性の環境では活発である．

2　勃　　起

　陰茎に分布する動脈は仙髄から出る副交感神経の興奮によって拡張され，海綿体が充血して，膨大する（勃起）．静脈は圧迫を受けて血液の還流が阻害されるために，海綿体は強い動脈圧によっていっそう拡張され，陰茎は膨大硬化する．

　勃起は，交感神経の興奮によって抑制され，性ホルモンの分泌状態や大脳からの刺激（精神活動）によっても影響される．勃起中枢は仙髄にある．外陰部，膀胱および直腸などからの刺激により興奮する．

3　射　精

　陰茎に機械的刺激が加えられると，亀頭からの求心性線維を介して仙髄にある射精中枢を興奮させる．射精中枢の興奮は神経を介して，精管，精嚢および前立腺の平滑筋を収縮させ，次いで尿道海綿体を包む球海綿体筋（横紋筋）の律動性収縮により，精液は尿道から体外に射出される（射精）．このように，射精は二段階で行われる．1回の射精によって排出される精液量は2〜4 mlで，その中の精子の数は2〜3億であるといわれている．射精に際して起こる感覚を性極感（オルガスム）という．

12 筋

筋は，主としてその収縮形成によって骨格筋および心筋（いずれも横紋筋）ならびに平滑筋に，また意志により収縮できるか否かによってそれぞれ随意筋（骨格筋）および不随意筋（心筋および平滑筋）に分けられる．ただし，骨格筋は反射運動においては不随意運動をする．

■ 骨格筋

1 骨格筋の収縮

a．刺激および興奮

筋を興奮させる刺激が有効であるためには，刺激の種類が適切であるとともに強さも十分大きくなければならない．興奮を起こさせる最小の刺激を閾刺激，閾刺激における刺激の大きさ（強さ）を刺激閾（単に閾または閾値）という．刺激の大きさを閾刺激から次第に大きくしていく〔閾（値）上刺激，最大下刺激〕と興奮の大きさも増すが，最大刺激に達するとそれ以上刺激を大きく（最大上刺激）しても，興奮の大きさは増大しなくなる．

b．全か無の法則

筋線維（筋細胞）では，刺激の大きさが閾値に達すると，刺激の大きさとは無関係に収縮高は最大となる（図 12-1a）．このような反応法則を全か無の法則という．

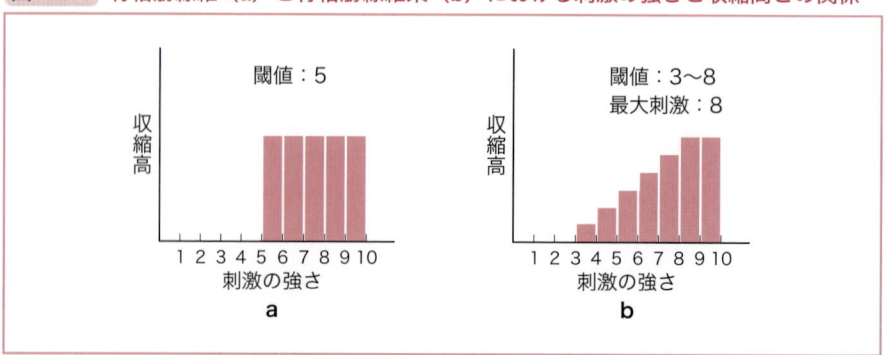

図 12-1 骨格筋線維（a）と骨格筋線維束（b）における刺激の強さと収縮高との関係

ところが，骨格筋を閾値以上で刺激すると，刺激が大きいほど収縮高は大きくなり，最大刺激になるとそれ以上刺激を大きくしても収縮高は増大しない（図 12-1b）．
　骨格筋線維と骨格筋線維束（骨格筋全体）とで刺激の大きさに対する興奮様式に差異があるのは，各筋線維の閾値に差があるためである．したがって，刺激が大きくなるにつれて，全か無の法則に従って収縮する筋線維の数が増加し，最大刺激では全筋線維が収縮に参加する．

c．単収縮（攣縮），等張性収縮および等尺性収縮

　骨格筋を閾値以上で1回だけ刺激する（単一刺激を与える）と，刺激されてから一定の時間（潜時または潜伏時間）ののちに，筋は1回だけ収縮して元の長さに戻る（弛緩する）．このような収縮様式を単収縮（攣縮）といい，筋収縮の最も基本的な様式である（図 12-2，12-3）．

　筋の一端だけを固定して単収縮させると，筋は張力が変わらず，長さが短くなる（等張性収縮）．筋の両端を固定して収縮させると，筋の長さは変わらず，張力が発揮される（等尺性収縮）．

　咀嚼筋にもこの2種類の収縮様式がある．開口位から歯牙接触に至るまでの閉口運動時のように，一定の張力状態で長さが短縮する収縮が等張性収縮であり，かみしめ時のように，筋の長さが一定であり，発生する張力が上昇する（咬合力が増大する）収縮が等尺性収縮である．

図 12-2　単収縮曲線

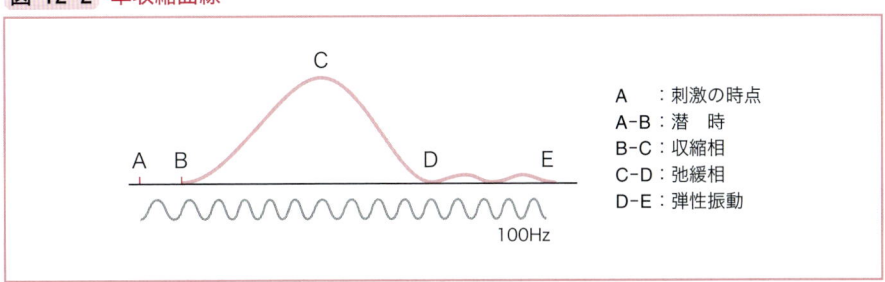

A　　：刺激の時点
A-B　：潜　時
B-C　：収縮相
C-D　：弛緩相
D-E　：弾性振動

100Hz

図 12-3　筋収縮の加重

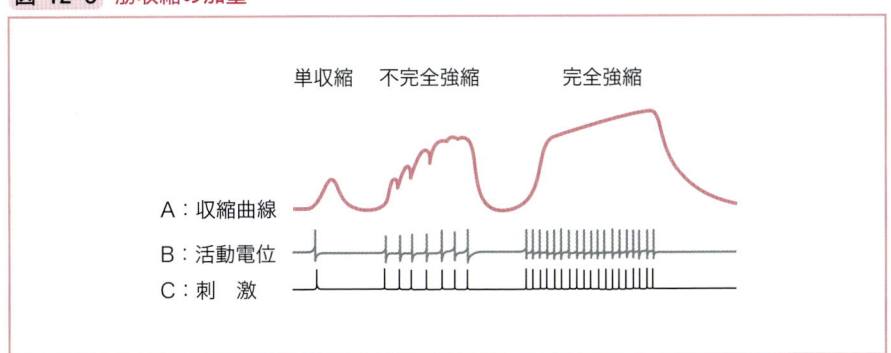

単収縮　不完全強縮　　完全強縮

A：収縮曲線
B：活動電位
C：刺　激

d．強　縮

筋に同じ大きさの単一有効刺激を連続的に多数回与える（強縮刺激を与える）と，刺激を加える時間間隔（刺激頻度）が適当であれば，個々の単収縮は加重されて，大きな1つの収縮（強縮）を示すようになる．しかし，加重は，刺激頻度が十分に大きければ完全（完全強縮）となるが，大きくなければ不完全（不完全強縮）である（図12-3）．

e．緊張（筋緊張），痙攣および硬直

骨格筋は中枢神経系からの刺激によってつねに軽度に持続的に収縮している（緊張，筋緊張）ので，身体の姿勢はつねに保持されている．緊張では，単収縮のときとは異なり，物質代謝も少なく，疲労もみられない．骨格筋の支配神経が切断されると，緊張は消失する．

多数の骨格筋群が不随意，非協調的に一斉に収縮することを痙攣という．

死後にみられる，あるいは高温による筋タンパクの熱変性の結果生ずる骨格筋の非可逆性収縮を硬直（前者を死後硬直，後者を熱硬直）という．

なお，筋は一種の粘弾性体であるので，急激な伸縮にも裂断しないなどの性質をもっている．

2　筋収縮の機序

筋は多数の筋線維（筋細胞）の集まりであるが，筋線維はさらに筋原線維から，筋原線維は2つのフィラメント（細いフィラメントのアクチン，および太いフィラメントのミオシン）から構成されている（図12-4）．筋原線維を構成するタンパク質は収縮タンパクであり，かつミオシンはアデノシン三リン酸（ATP）を分解する酵素の働きを有する．筋の収縮はアクチンがミオシンの間に滑り込む（I帯，Z–Z間隔が短縮する）こと（滑走説，滑り説）であると考えられている（図12-5）．

筋細胞の電位変化（活動電位．筋の収縮が起こる前に発生し，筋収縮の刺激となる）から筋収縮の開始までの一連の過程（①〜④）を興奮収縮連関という．

① 神経筋接合部の終板からアセチルコリンが遊離し，筋細胞膜にあるアセチルコリン受容体に結合すると筋細胞に活動電位が発生する．

② 活動電位は筋細胞膜から横行小管系を経て筋小胞体へと伝わる．興奮が到達した筋小胞体はカルシウムイオンを筋線維内に放出し，アクチンとミオシンの頭部が結合可能な状態となる．

③ ミオシン頭部が首を振るようにしてアクチンを引っ張り込むことで滑り込み（収縮）が起こる．カルシウムイオンとATP存在下では，ミオシン頭部がアクチンに対して結合→首振り→解離のサイクルを繰り返し，収縮反応が続く．

④ 活動電位が終了すると，再びカルシウムイオンが筋小胞体に取り込まれて（カルシウムポンプによる能動輸送）ミオシンの頭部はアクチンに結合できなくなり筋は弛緩する．

図 12-4 骨格筋の構成

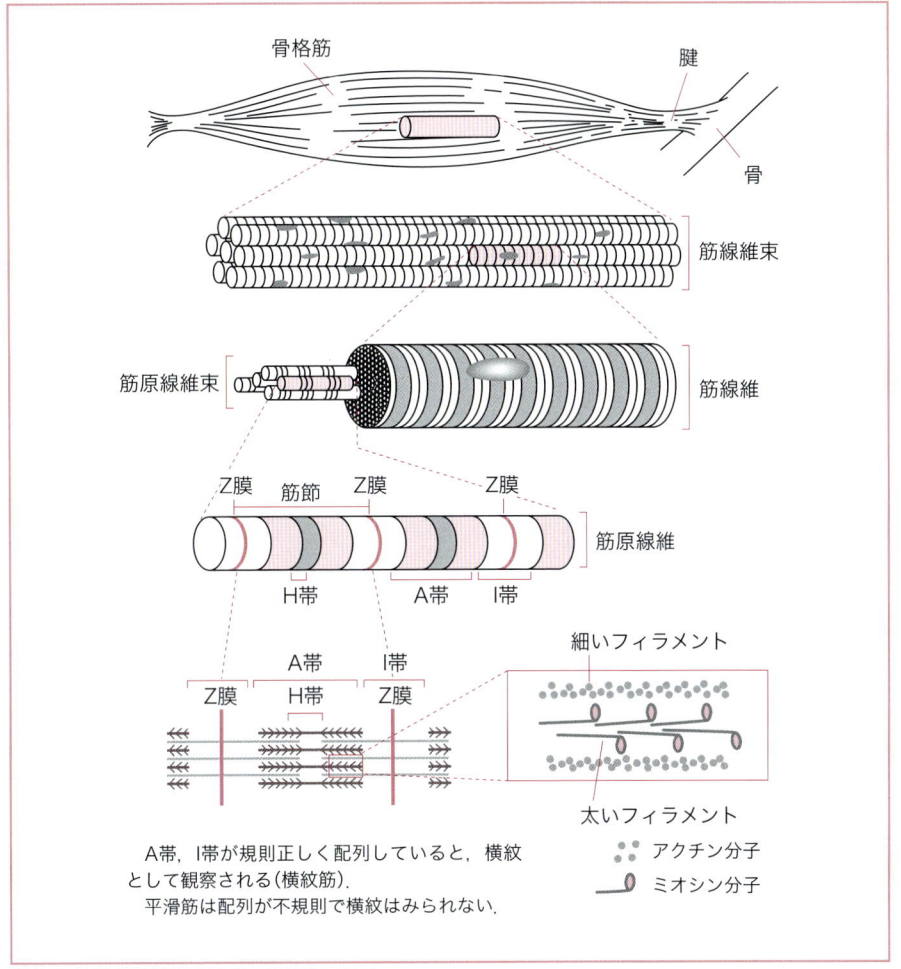

A帯，I帯が規則正しく配列していると，横紋として観察される(横紋筋)．
平滑筋は配列が不規則で横紋はみられない．

(杉　晴夫ほか：人体機能生理学，南江堂，1985)

図 12-5 滑走説

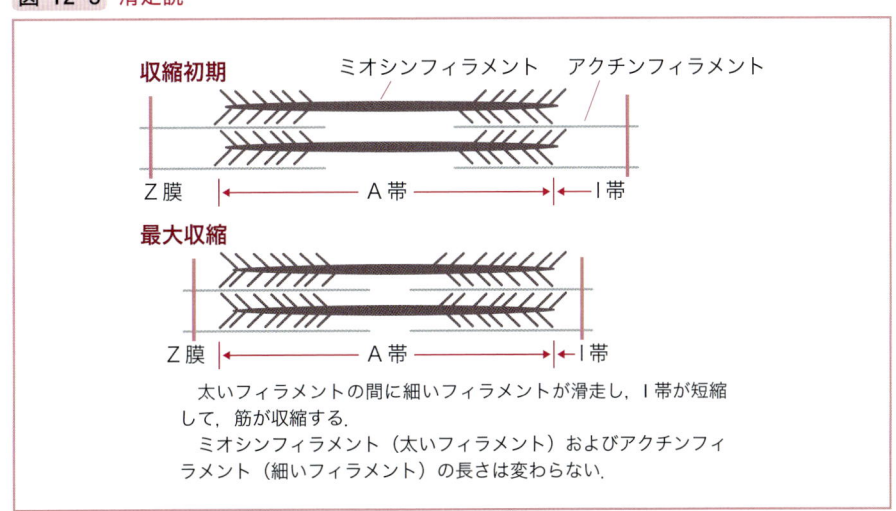

太いフィラメントの間に細いフィラメントが滑走し，I帯が短縮して，筋が収縮する．
ミオシンフィラメント（太いフィラメント）およびアクチンフィラメント（細いフィラメント）の長さは変わらない．

3 筋収縮時の熱発生

筋収縮に際して生ずるエネルギーの約30％は機械的エネルギー（筋の収縮）に用いられるが，残りは熱エネルギーとなり，体温の維持に用いられ，ときには体外に放散される．

筋収縮に伴う熱は，初期熱と回復熱とからなる．

- 初期熱
  - 収縮熱
    - 活動化熱…筋収縮に伴い，短縮の有無にかかわらず発生する熱
    - 短縮熱…筋収縮時に筋の短縮量に比例して発生する熱
  - 弛緩熱…筋の弛緩時に発生する熱．筋が収縮するときに行った仕事が熱に変わったと考えられる
- 回復熱…筋収縮後の回復過程に関与する熱発生

4 筋電図

筋に電極（針電極）を刺入したり，あるいは皮膚の表面に電極（表面電極）を貼り付けたりして，筋の活動電位を記録したのが筋電図（EMG）である．

筋に刺入した針電極によって，運動単位の活動（スパイク電位）を記録することができる（図12-6A）．表面電極を用いると，運動単位の活動が分離して記録されず，互いに干渉し合った，不規則で緩やかな電位が観察される（図12-6B）．

筋電図によって筋の興奮（活動）状況がわかる．

図12-6 筋電図

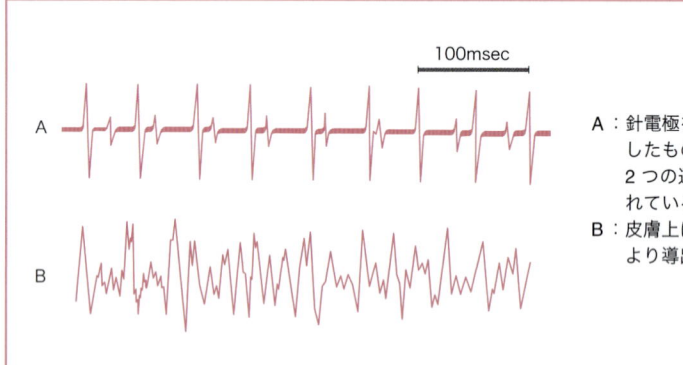

A：針電極を筋に刺入して記録したもの．刺激閾の異なる2つの運動単位の活動が現れている
B：皮膚上に置いた表面電極により導出したもの

5 神経筋単位

運動神経からの刺激がなければ随意筋はまったく収縮しない．1本の運動神経とそれによって支配される骨格筋線維群は運動の単位（運動単位または神経筋単位）と考えられる（図12-7）．そして，同一運動単位に属する筋線維は，通常それぞれ

図 12-7 運動単位

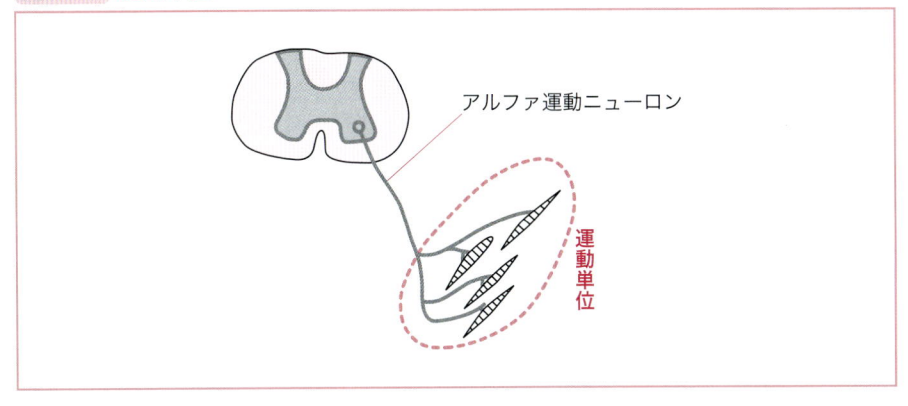

アルファ運動ニューロン

運動単位

単独に収縮することはなく，つねに同時に収縮する．

　1本の神経線維によって支配されている筋線維の数（神経支配比）が小さい筋ほど微細な運動が可能である．神経筋単位には，持続性神経筋単位（緊張性神経筋単位ともいう．深層筋に多く含まれており，長く続く，持続性の収縮に関与している）と速動性神経筋単位（相動性神経筋単位ともいう．表層筋に多く，主として強い急速な収縮に関与している）がある．

　骨格筋は，速い運動に適する筋（速い筋）と比較的遅い運動や持続的な緊張維持に適する筋（遅い筋）に，ミオグロビンの含有量の多い筋（赤筋）と少ない筋（白筋）に区別される．速い筋や白筋には速動性神経筋単位が多く，遅い筋や赤筋には持続性神経筋単位が多い．

　また，四肢を伸展させる筋（伸筋）と屈曲させる筋（屈筋）に分けられる．

■ 心　　筋

心筋については p.22 参照．

■ 平 滑 筋

　平滑筋には，筋線維間に連絡が認められる単元平滑筋（腸管，子宮および膀胱などを構成している平滑筋はこれに属する．支配神経への依存性は少なく，自動性も高い）と骨格筋に類似した活動を示す多元平滑筋（支配神経への依存性が高く，個々の筋線維は別々に神経支配を受けている．細胞間の連絡はなく，立毛筋，血管の平滑筋はこれに属する）がある．平滑筋は次のような性質がある．

① 骨格筋に比べて，単収縮の速度は遅く，潜時（潜伏時間）が長く，興奮伝播速度も遅い．

図 12-8　骨格筋，心筋および平滑筋の構造の比較

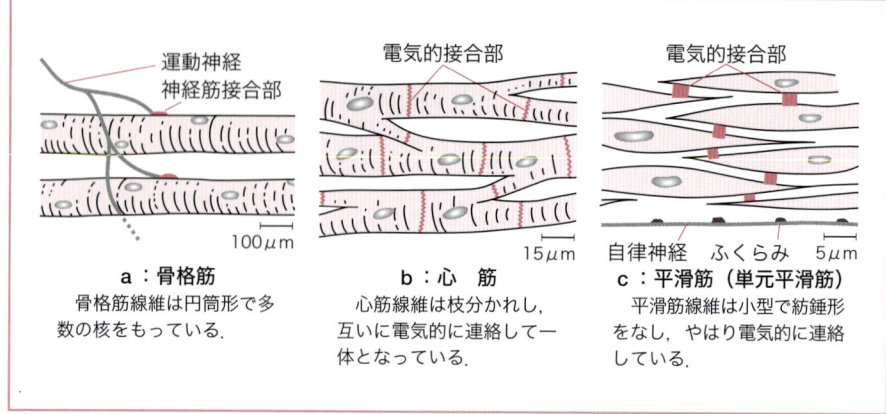

a：骨格筋
骨格筋線維は円筒形で多数の核をもっている．

b：心筋
心筋線維は枝分かれし，互いに電気的に連絡して一体となっている．

c：平滑筋（単元平滑筋）
平滑筋線維は小型で紡錘形をなし，やはり電気的に連絡している．

（杉　晴夫ほか：人体機能生理学，南江堂，1985）

表 12-1　骨格筋，心筋および平滑筋の比較

	骨格筋	心筋	平滑筋
種類	遅い筋と速い筋	固有心筋と特殊心筋	多元平滑筋と単元平滑筋
横紋	あり	あり	なし
筋線維間連絡	なし	機能的合胞体*	あり（単元平滑筋）
神経支配	体性神経	自律神経	自律神経
運動	随意性	自律性	自律性
自動性	なし	あり（特殊心筋）	あり（単元平滑筋）
単収縮の持続時間	0.1 sec	0.3〜0.5 sec	数秒
絶対不応期	1〜2 msec	100〜300 msec	50〜100 msec
加重（強縮）	する	しない	する
疲労	しやすい	しにくい	しにくい

＊形態的には多細胞からなっているが，1個の細胞のように機能する細胞集団．

② 正常な収縮は単収縮ではなくて，主として強縮である．単独で無効な刺激でも繰り返し与えると有効となる．
③ 全か無の法則に従って収縮する（しかし，従わない場合もある）．
④ 自動性を有する．とくにわずかに伸展されると，よく自動性を現し，律動性収縮を持続する．腸管における分節運動および振子運動はこの例である．
⑤ 骨格筋と同様に緊張がみられるが，骨格筋とは異なり，支配神経を切断しても緊張は消失しない．
⑥ 粘弾性のほかに，可塑性や伸展性ももっている．そのため，平滑筋に一定の負荷を急に加えると，最初は急に，のちには緩やかに伸びる．たとえば胃の内容物が徐々に増加するときには，はじめは内圧はわずかに増加するが，そのあとは内圧はほとんど増加せずに，胃はかなりの程度まで拡張される．
⑦ 自律神経支配を受けている．

Memo

13 神 経

神経の興奮の伝導および伝達

1　神経系の概論

　生体の各臓器の機能が単独で正常に行われていても，個体としてその生命を維持していくためには，個体が時々刻々変化する環境に応ずることができるように，個々の臓器の機能が調節される必要がある．この調節の仕方に神経性調節と液性調節がある．神経性調節をするために，神経は，臓器からの刺激を他の臓器に伝える伝導路としての働きをするとともに，調節機能の指令所の役目をしている．前者の働きをするのが末梢神経系であり，後者が中枢神経系である．

　末梢神経は，興奮を中枢から末梢に伝える遠心性神経および，末梢から中枢に伝える求心性神経に大別できる．末梢神経はまた，それが分布している臓器の種類や機能によって，運動神経（遠心性神経），分泌神経（遠心性神経）および感覚（知覚）神経（求心性神経）に，骨格筋の運動や感覚などの動物性機能をつかさどる体性神経系および循環，消化，排泄や生殖などの植物性機能に関与する自律神経系に分けられる．

　運動神経では，神経細胞は1つの細胞体とそこから出ている多くの樹状突起およ

図 13-1　有髄神経（運動神経）細胞の模式図

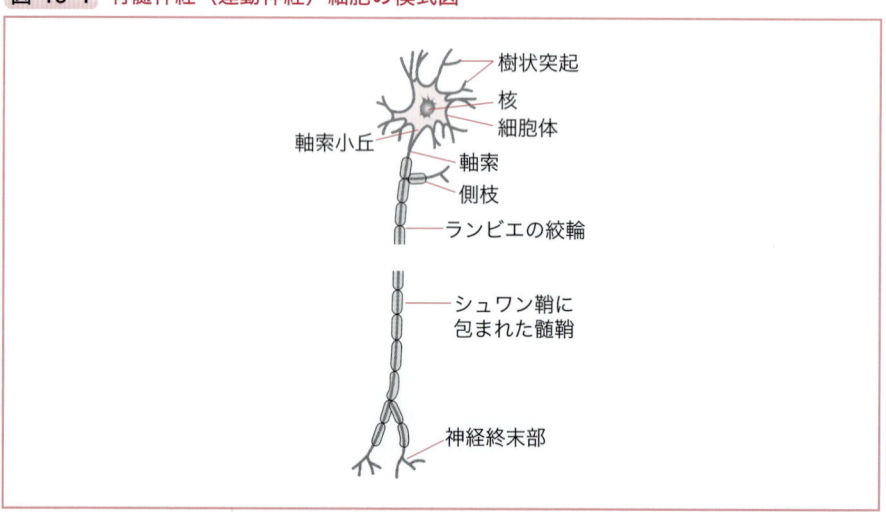

び1本の長い軸索または神経線維とから構成されている（図13-1）．軸索は基本的に1つの細胞体からは1本しか伸びていないが，しばしば側枝と呼ばれる分枝を形成する．

神経線維には有髄線維と無髄線維がある．有髄線維の軸索は神経鞘（シュワン鞘）および電気的に絶縁性をもっている髄鞘で覆われており，髄鞘には約2mm間隔で切れ目（ランビエの絞輪）がある．ランビエの絞輪は，神経の興奮伝導に際して重要な役割をはたしている．なお，無髄線維の軸索の周囲は神経鞘だけで覆われている．

軸索への栄養は細胞体から供給される．軸索が切断されると，それよりも末梢のほう（神経終末部の方向）に変性（ワーラー変性）が起こる．

2　興奮の伝導

有髄線維でも無髄線維でも，その細胞体，樹状突起および軸索は，神経の興奮の伝導の形態的，機能的構成単位としてニューロンという．

神経の興奮は興奮伝導の三原則（絶縁性伝導，不減衰伝導および両方向性伝導）に基づいて伝導される．

◆ **興奮伝導の三原則**
① 各ニューロンは互いに電気的に絶縁されているから，興奮は隣接ニューロンに移行することはない（絶縁性伝導）．
② 興奮の大きさは途中で減少するようなことはない（不減衰伝導）．
③ 神経線維の途中を刺激すると，興奮は，生理的な伝導方向（順行性，ワーラー変性が起こる方向）だけでなく，逆方向（逆行性）にも伝導する．だから，興奮は両方向に伝導する（両方向性伝導）．

無髄線維においては，この（電位の低い）興奮部位（非興奮部位に比べて電位は低い）に隣接部から電流が流れ込み，隣接部の電位が低くなってその部が興奮する．このようにして，興奮は次から次へと神経線維の中を伝導していく．

有髄線維では，電気的に絶縁されている髄鞘があるので，興奮性は髄鞘のないランビエの絞輪にその隣りの絞輪から電流が流れ込み，興奮は絞輪から絞輪へと飛び飛びに伝導していく（跳躍伝導）．跳躍伝導では，その伝導の速さは無髄線維よりも速い．

通常，神経（たとえば，三叉神経）と呼ばれているものは，神経の太さや伝導速度が異なる多くの神経線維の集まりである．神経線維はその太さと伝導速度とから，Aα，Aβ，Aγ，Aδ，BおよびCまたはⅠ，Ⅱ，ⅢおよびⅣの各線維に細分されている（表13-1）．太い神経線維（たとえば，体性運動ニューロン）ほど伝導速度は速く，機械的圧迫や血流障害による伝導障害を，細い神経線維（たとえば，無髄の痛覚線維）ほど伝導速度は遅く，麻酔薬による伝導障害を起こしやすい．

神経線維の興奮においても，全か無の法則が適用される．閾値以上の刺激を加えても，活動電位の振幅は一定で，発現頻度が増加する．

表 13-1 神経線維の種類

神経線維の分類	A（有髄） α	A（有髄） β	A（有髄） γ	A（有髄） δ	B（有髄）	C（無髄）
感覚神経線維の分類	Ⅰa，Ⅰb	Ⅱ		Ⅲ		Ⅳ
直径（μm）	20～12	12～5	5～2	3～1	1～0.5
伝導速度（m/sec）	120～70	70～30	30～12	16～3	2～0.5

Aα：錘外筋線維（普通の骨格筋線維）の運動神経線維
Aβ：触覚，圧覚の求心性神経線維，筋紡錘（の二次終末）からの求心性神経線維
Aγ：錘内筋線維（筋紡錘の筋線維）の運動神経線維
Aδ：痛覚，温度感覚の求心性神経線維
B：自律神経の節前ニューロン
C：痛覚，温度感覚の求心性神経線維，自律神経の節後ニューロン
Ⅰa：筋紡錘（の一次終末）からの求心性神経線維
Ⅰb：腱紡錘からの求心性神経線維
Ⅱ：触覚，圧覚の求心性神経線維，筋紡錘（の二次終末）からの求心性神経線維
ⅢおよびⅣ：痛覚，温度感覚の求心性神経線維

3　興奮の伝達

　ニューロンの細胞体および樹状突起には他のニューロンの軸索の終末部が接続している．この接続部（シナプス）を介してニューロンからニューロンへ興奮が伝達される（図 13-2）．

◆ シナプスにおける興奮の伝達

① シナプスにおける興奮の伝達は一方向性である．興奮は必ず軸索から細胞体または樹状突起のほうに伝達され，それと反対の方向に伝わることはない．

② 興奮がシナプスにくると，神経伝達物質が遊離され，シナプス後膜が脱分極されてシナプス後電位（この場合は興奮性シナプス後電位）が生じ，それが加重されて一定の閾値に達すると，活動電位となって興奮が伝達される．
　なお，シナプス後電位には，シナプス後ニューロンの活動を抑制するもの（抑制性シナプス後電位）もあって，神経系の活動がうまく調節されている．
　運動神経線維と骨格筋線維との接合部（終板，神経筋接合部，図 13-3）も，シナプスの場合と同じ機構によって興奮が伝達される．運動神経の興奮は神経から筋へ

図 13-2 シナプスにおける興奮の化学的伝達

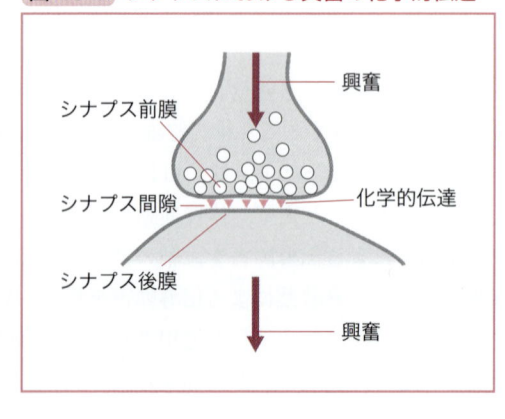

図 13-3 神経筋接合部

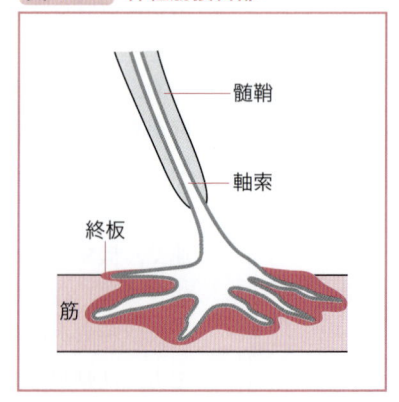

一方向性に伝導され，その興奮が終板に達すると，伝達物質（アセチルコリン）が遊離されて終板電位が生じ，筋線維に活動電位を誘発させて，興奮は筋線維に伝達される．なお，終板における興奮の伝達には，シナプスの場合と同様，時間がかかる．またシナプスは疲労しやすい．

末梢神経系の生理

末梢神経系は解剖学的には脳神経と脊髄神経に，また機能的には体性神経系（脳神経および脊髄神経）と自律神経系（副交感神経および交感神経）に分けられる．自律神経線維は形態学的には，体性神経の中を走っている．

1 体性神経系

a．脳神経
12 対ある．その機能は表 13-2 に示すとおりである．

b．脊髄神経
脊髄神経は，ヒトでは頸髄からの 8 対，胸髄からの 12 対，腰髄からの 5 対，仙髄からの 5 対および尾骨神経 1 対の合計 31 対からなる．脊髄神経には遠心性線維および求心性線維が含まれている．遠心性線維（運動ニューロン）は脊髄の前根を，求心性線維（感覚ニューロン）は後根を通る（ベル-マジャンディーの法則という．図 13-4）．

表 13-2 脳神経の機能

脳神経の名称	体性神経系 運動	体性神経系 感覚	自律神経系（副交感神経）
I 嗅神経		嗅覚	
II 視神経		視覚	
III 動眼神経	眼球運動（挙上，下降，内転，外旋）		瞳孔縮小（瞳孔縮小筋を収縮）
IV 滑車神経	眼球運動（下内旋）		
V 三叉神経	咀嚼や嚥下	顔面や口腔の感覚	
VI 外転神経	眼球運動（外転）		
VII 顔面神経	顔面の筋の収縮（表情筋の運動）	舌の前 2/3 の味覚	涙腺，舌下腺および顎下腺の分泌
VIII 内耳神経		平衡感覚（前庭神経）聴覚（蝸牛神経）	
IX 舌咽神経	咽頭の筋の収縮（嚥下）	舌の後 1/3 の味覚	耳下腺の分泌
X 迷走神経	口蓋，咽頭および喉頭の筋の収縮（嚥下や発声）	内臓の知覚	胸部や腹部の内臓の副交感神経系機能
XI 副神経	頸や肩の筋の収縮		
XII 舌下神経	舌の運動		

図 13-4 脊髄の前根および後根を示す模式図

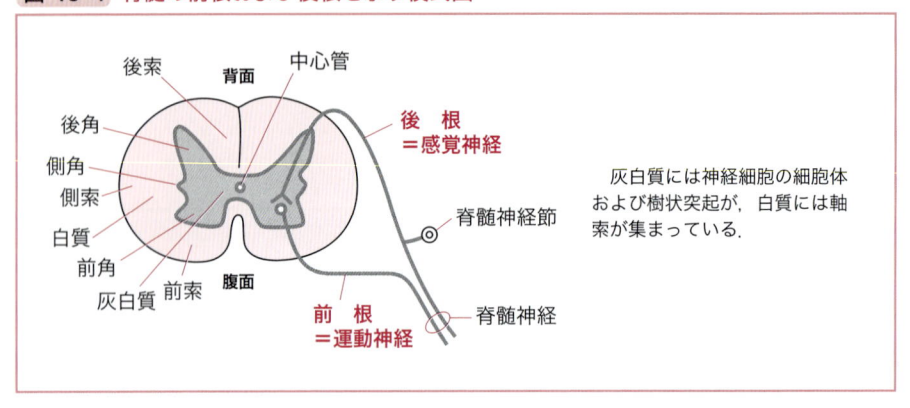

灰白質には神経細胞の細胞体および樹状突起が，白質には軸索が集まっている．

図 13-5 体性感覚における皮膚節

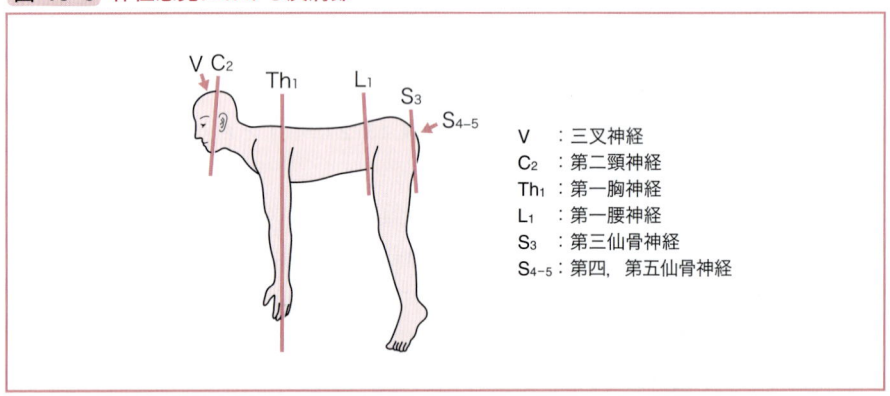

V ：三叉神経
C₂ ：第二頸神経
Th₁ ：第一胸神経
L₁ ：第一腰神経
S₃ ：第三仙骨神経
S₄₋₅：第四，第五仙骨神経

ある高さの後根とそこに入る脊髄神経（感覚神経）が支配する皮膚との間には対応関係（皮膚節）がある（図 13-5）．この関係は前根の運動神経とその支配下の骨格筋との間においても認められる（筋節）．

2　自律神経系

植物性機能を反射的に調節している神経系である．

脳（脳神経核）および脊髄の仙髄（側角細胞）から出る副交感神経系と脊髄の胸髄および腰髄（いずれも側角細胞）から出ている交感神経系からなる（図 13-6）．一般的に，1 つの臓器または器官に対して両神経が分布し（二重支配），かつ両神経は互いに拮抗的な効果（拮抗支配）を示す（ともに例外はある）．

自律神経系の神経線維は脳幹（脳神経核）あるいは脊髄（側角細胞）を出て，前根を経て，支配臓器に至る途中で，必ず 1 回だけニューロンを換える．すなわち，中枢から出た節前ニューロンは途中で神経節または神経叢内で終わる．そして，節前ニューロンとシナプスを介して節後ニューロンが支配臓器に分布する（図 13-7）．しかし例外があり，副腎には交感神経節前ニューロンが直接分布している．

図 13-6 副交感神経系および交感神経系の分布区分

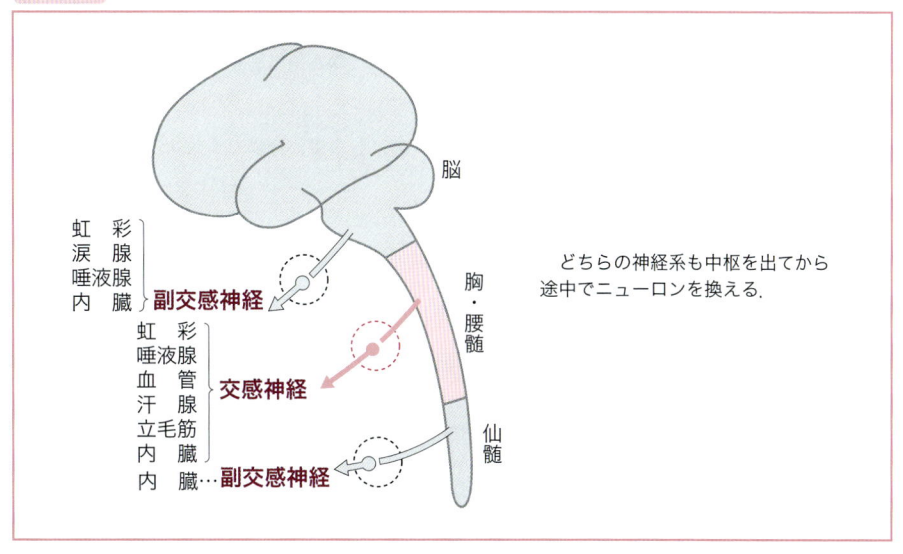

虹彩
涙腺
唾液腺
内臓 }副交感神経

虹彩
唾液腺
血管
汗腺
立毛筋
内臓 }交感神経

内臓…副交感神経

脳
胸・腰髄
仙髄

どちらの神経系も中枢を出てから途中でニューロンを換える.

図 13-7 自律神経系の分布区分

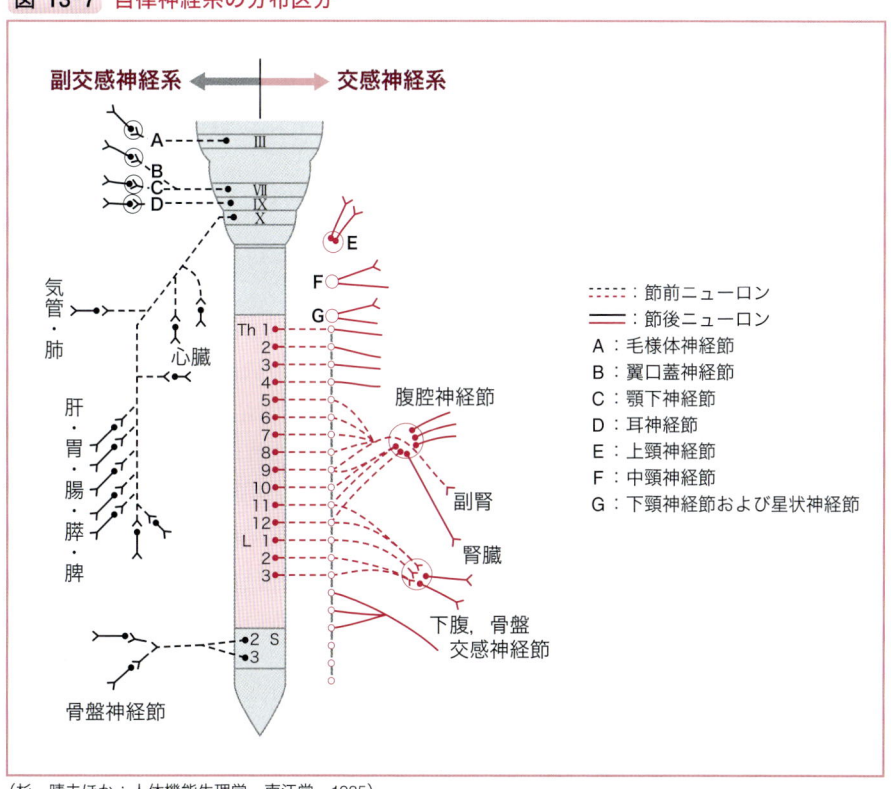

副交感神経系 ← → 交感神経系

気管・肺
心臓
肝・胃・腸・膵・脾
骨盤神経節

腹腔神経節
副腎
腎臓
下腹,骨盤交感神経節

------:節前ニューロン
―――:節後ニューロン
A:毛様体神経節
B:翼口蓋神経節
C:顎下神経節
D:耳神経節
E:上頸神経節
F:中頸神経節
G:下頸神経節および星状神経節

(杉 晴夫ほか:人体機能生理学,南江堂,1985)

表 13-3 各支配臓器および器官に対する自律神経系の機能

支配臓器および器官	副交感神経	交感神経
虹彩筋	瞳孔を縮小（瞳孔縮小筋を収縮）	瞳孔を散大（瞳孔散大筋を収縮）
毛様体筋	収　縮	―
涙　腺	分　泌	
唾液腺	漿液性唾液を多量に分泌	粘稠な唾液を少量分泌
心　臓	抑　制	促　進
冠状動脈	収　縮	拡　張
気　管	縮　小	拡　張
食　道	収　縮	拡　張
胃（運動，胃液分泌）	促　進	抑　制
膵臓（膵臓分泌）	促　進	―
胆　嚢	収　縮	弛　緩
腸（運動，腸液分泌）	促　進	抑　制
副腎髄質	―	ホルモン分泌
内肛門括約筋	弛　緩	収　縮
排尿筋（膀胱）	収　縮	弛　緩
内膀胱括約筋	弛　緩	収　縮
外陰部血管	拡　張	収　縮
子　宮	弛　緩	収　縮
皮膚および内臓の血管	―	収　縮
骨格筋の血管	―	拡　張
汗　腺	―	分　泌
立毛筋	―	収　縮

　このシナプスの存在する位置は，副交感神経系では臓器のすぐ近くの神経節または神経叢内に，交感神経系では中枢に近く，もしくは中枢と支配臓器との中間にある．このことは，副交感神経系の興奮は個々の臓器別に，交感神経系の興奮は全身的に起こることに関係がある．

　交感神経の活動は，種々の原因で持続的に高まることがある（交感神経活動亢進，交感神経緊張）．

　自律神経系のシナプスにおける興奮の伝達は伝達物質（神経伝達物質）によって行われる〔化学（的）伝達〕．交感神経でも副交感神経でも，その節前ニューロンの終末からはアセチルコリンが遊離し，これが節後ニューロンの細胞体のアセチルコリン受容体に働いて，節後ニューロンを興奮させる．節後ニューロンの終末からは，副交感神経ではアセチルコリンが，交感神経ではノルアドレナリンが遊離する．

　ところが，汗腺を支配している交感神経の節後ニューロンの終末からもアセチルコリンが遊離するので，副交感神経あるいは交感神経という名称の代わりに，コリン作動性神経あるいはアドレナリン作動性神経と呼ばれている．したがって，上記の汗腺支配の交感神経節後ニューロンはコリン作動性神経である．

　アドレナリン作動性神経の支配臓器には，アルファ受容体およびベータ受容体がある．瞳孔散大筋ならびに皮膚および内臓の血管の収縮はアルファ受容体の，心機能の促進および冠状血管，骨格筋の血管および気管平滑筋の拡張はベータ受容体の機能である．

　なお，伝達物質には，セロトニン（中枢神経細胞から分泌する），ガンマアミノ酪酸（抑制性伝達物質．抑制性シナプス後電位の発生に関係している）などがある．

中枢神経系の生理

中枢は，全身の種々の機能を総括し，制御する機能の存在する部位である．また，伝導路としての機能ももっている．

1 伝導路としての機能

上位の中枢（たとえば，大脳皮質）と下位の中枢〔たとえば，脳幹（中脳，橋，延髄の総称）および脊髄〕を相互に結ぶ神経経路を伝導路という．上行路と下行路からなる．

伝導路は脳，脊髄の白質（軸索の集まり）を走行する．灰白質は神経細胞の細胞体，樹状突起の集まりであり，中枢としての機能を有する（図 13-4）．

a．上行路

左右側の脳神経・脊髄神経の感覚神経線維は反対側の視床でニューロンを乗り換えて，大脳皮質の体性感覚野〔図 13-11，ブロードマンの脳（地）図の 3-1-2 野〕に投射している．視床は下位の中枢と上位の中枢を結ぶ上行路の中継所（中継核）である．

なお，感覚器（例：平衡感覚の受容器）からの情報は，小脳にも伝達され，大脳皮質の運動野からの指令による運動の誤差が修正される．

b．下行路

◆ 錐体路

左右側の大脳皮質の運動野〔図 13-11，ブロードマンの脳（地）図の 4 野〕から直接，反対側の脳神経運動核・脊髄前角細胞（運動神経細胞）に下行する神経路である．随意運動をつかさどる．

図 13-8 脳の正中断面

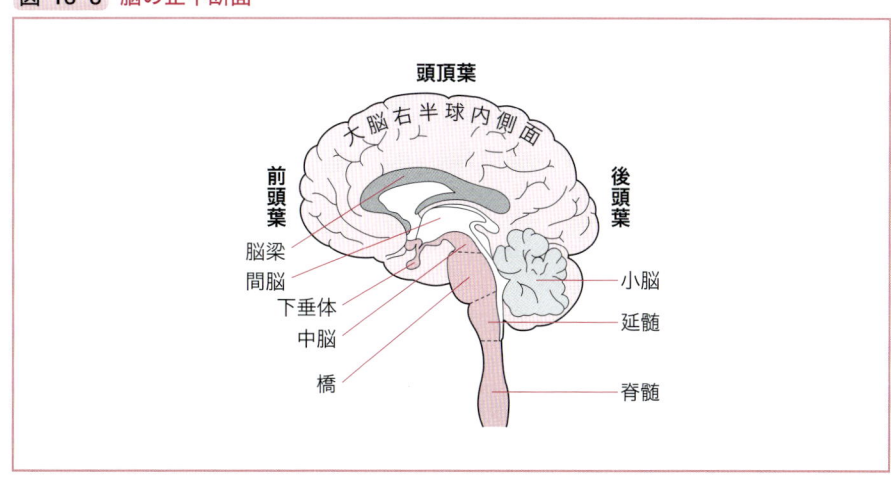

◆ 錐体外路

左右側の大脳皮質の運動野〔図 13-11，ブロードマンの脳（地）図の 6 野〕から，大脳基底核，中脳，小脳を中継し（前庭器官とも連絡する），反対側の脳神経運動核・脊髄前角細胞に下行する神経路である．随意運動に伴う協同運動に関与している．

2 中枢としての機能

中枢神経系には自律神経と体性神経の中枢がある．
感覚器（一般には受容器という）の刺激によって生じた興奮が，中枢において意識とは無関係に変換されて効果器に伝えられて起こる反応を反射という．自律性の機能と一部の体性の機能は反射によって行われる．反射が起こるためには，「熱いものに手を触れると，手を引っ込める」を例にとれば，刺激（熱）を受けとる感覚器（ここでは手の皮膚の温覚受容器），刺激を反射中枢に伝える感覚神経線維（求心性神経線維）および中枢でシナプス接続して，効果器（手を引っ込める筋，屈筋）に刺激を伝える運動神経線維（遠心性神経線維）の 5 つの要素（反射弓）が必要である．

受容器で受容した刺激は，反射中枢に伝えられると同時に，大脳皮質の体性感覚中枢にも伝達され，意識にのぼるが，このことは必ずしも反射を起こすための必須条件ではない．

a．脊　髄

脊髄には，体性神経系および自律神経系が関与する反射（脊髄反射）中枢が存在する．脊髄反射の基本的な型は，屈曲反射および伸張反射である．

◆ 屈筋反射

多シナプス反射（図 13-9）．

手の皮膚に加わった温度刺激，痛覚刺激によって手を引っ込める反射〔屈筋反射，屈曲反射，皮膚反射，防御反射，侵害（受容）反射〕が，その一例である．

屈曲反射では刺激されてから反射が出現するまでの時間（潜時）は長い．これは興奮がシナプスを通過するのに時間が長くかかる（シナプス遅延）からである．したがって，潜時は反射が複雑（多シナプス）であれば長く，シナプスの数が 1 つ（単シナプス）のときは短い．

◆ 伸張反射

単シナプス反射，自己受容性反射または固有反射の一種（図 13-9，13-10）．
膝蓋腱反射やアキレス腱反射などはこの例である．
膝蓋部で大腿四頭筋（伸筋）の腱をたたくと，この筋が伸展され，この筋にある筋紡錘の一次終末（伸展受容器）が興奮し，それがＩa 群線維を介して，この筋を支配している脊髄前角細胞を単シナプス性に刺激し（興奮性シナプス後電位が生ずる），アルファ運動ニューロンの軸索を介して，この筋が収縮して，脚が上がる反射が膝蓋腱反射である．

図 13-9　脊髄反射の反射弓

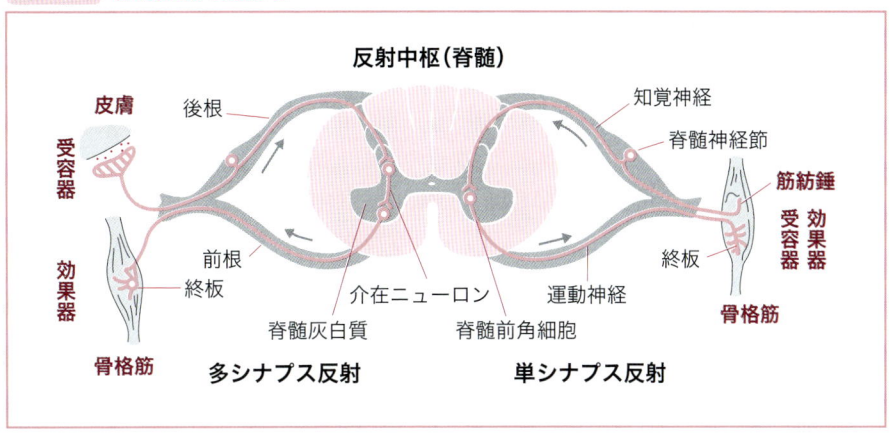

図 13-10　膝蓋腱反射

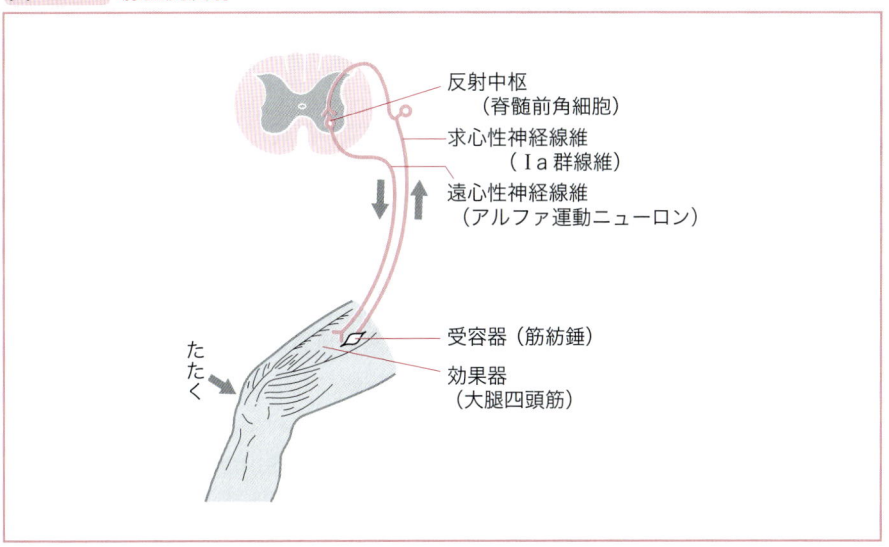

伸筋反射によって，四肢は伸展し，重力に抗して姿勢が保持される．

b．延髄および橋

延髄および橋には，消化機能〔吸引中枢，吸啜中枢，開口反射・下顎張反射・閉口反射の各中枢，唾液（漿液性唾液）分泌中枢，嚥下中枢，嘔吐中枢〕，循環機能（心臓中枢，血管運動中枢），呼吸機能（咳反射，くしゃみ反射，発声の各中枢および呼吸中枢）ならびに眼の機能〔角膜反射，瞬目反射（まばたき反射，眼瞼反射），光反射（瞳孔散大）および涙液分泌の反射〕の中枢など，生命の維持に必要な中枢が存在している．

c．中　脳

中脳には，姿勢反射および瞳孔反射（瞳孔縮小反射，瞳孔の近距離反射）や眼球運動の中枢がある．

d．視床下部

視床下部には，次にあげる中枢機能がある．

① 自律神経系の総合中枢：交感神経および副交感神経の各機能をそれぞれ総合的に調節している中枢．
② 体温調節中枢：血管の収縮・拡張，発汗および立毛など，体温調節に関与する個々の調節機能は脊髄の自律神経中枢によって行うことができるが，それらを総合して体温調節を行うためには，視床下部の体温調節中枢が必要である．
③ 摂食中枢（空腹中枢），満腹中枢および飲水中枢（渇き中枢）．
④ 性行動・情動行動の中枢．
⑤ 下垂体機能の調節機能（視床下部ホルモンの分泌）．
⑥ 睡眠・覚醒など概日リズムの調節機能（生物時計）．
⑦ ストレスに対する反応機能．
⑧ 体液バランスの調節機能．

e．大脳辺縁系（旧皮質，古皮質）

大脳皮質の下部には，系統発生学的には，大脳皮質（新皮質）よりも古い皮質（海馬，歯状回など）がある．また，下等の動物ほどよく発達している．①本能（食欲，性欲，生殖行動および集団欲の形成），②摂食や個体の防衛に関係した行動（舌なめずり，咀嚼，唾液分泌や逃避，攻撃などの行動），あるいは③感覚機能（痛覚，内臓感覚，性感覚）や感情（快感，不快感および怒りや恐れ）などをつかさどる中枢である．

f．大脳基底核

大脳皮質下には，錐体外路系の皮質下中枢として不随意運動をつかさどる種々の神経核〔尾状核，レンズ核（被殻および淡蒼球），扁桃体．これらを大脳基底核と呼ぶ〕がある．ここが障害されると，パーキンソン病や舞踏病などのような骨格筋の緊張異常や運動異常を起こす症候や疾病が現れる．

g．小　脳

大脳皮質運動野や大脳基底核から末梢に向かうインパルス（電気的興奮，活動電位）は途中，視床，橋および延髄を経て，小脳にも送られる（錐体外路）．また，末梢の感覚器からの情報も小脳に伝えられるので，小脳はこの運動指令と実際に起こった運動結果との誤差を認知して，大脳皮質運動野にその誤差を修正させる．だから，小脳は身体平衡の保持，筋緊張の調節，姿勢の維持や随意運動の調整と円滑化に関与している．なお，小脳には，以上の運動調節機能のほかに，注意や認知などの機能にも関係がある．

h．脳幹網様体

脳幹には脳神経核および脊髄神経（上行路）の中継核以外にもび漫性に存在している神経細胞群（脳幹網様体）があり，次のような働きをしている．

① 意識の保持や睡眠などに関係しており，注意の集中や学習における慣れの現象および条件反射の形成に対する重要な働き．
② 種々の体性運動（たとえば，中脳網様体を刺激すると膝蓋腱反射は亢進する）．

図 13-11 大脳皮質の機能局在（数字はブロードマンの領野を示す）

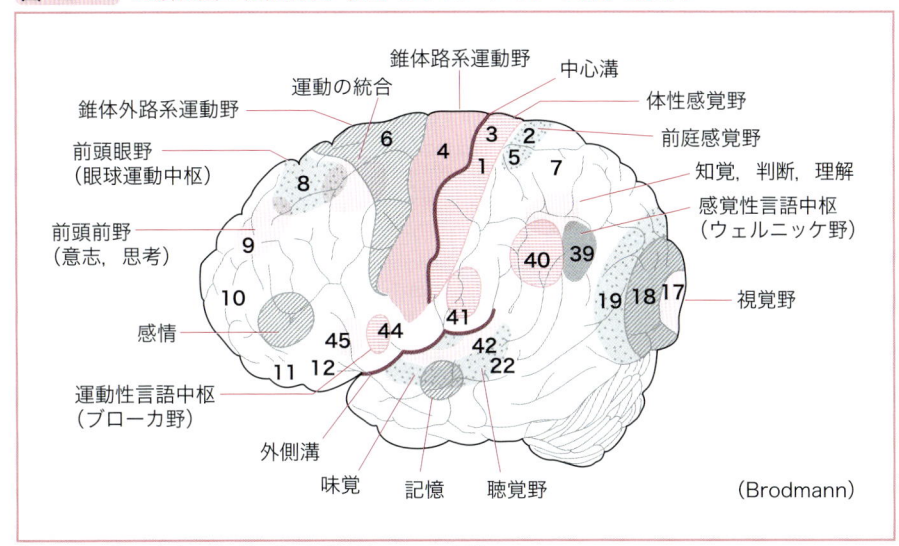

(中野昭一編集：図解生理学，第2版，医学書院，2000，改変)

図 13-12 大脳皮質における体性運動野（左）と体性感覚野（右）

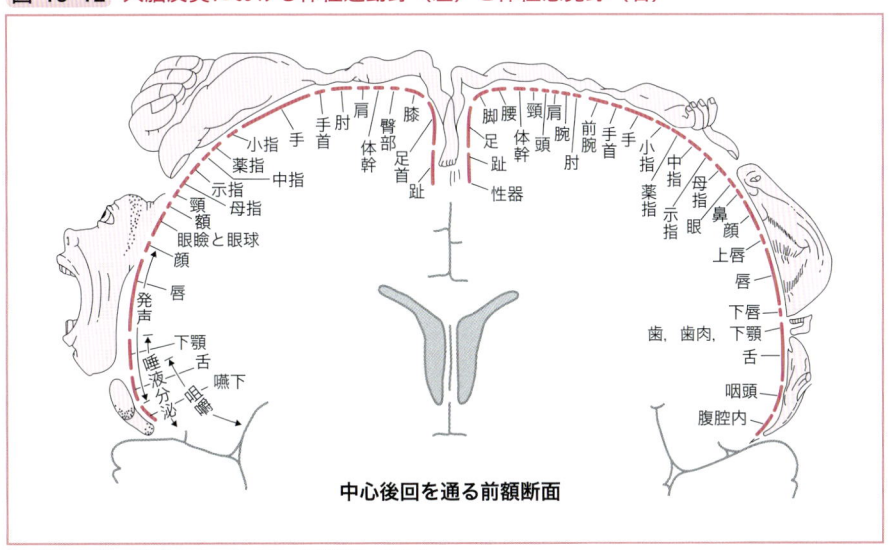

中心後回を通る前額断面

(中野昭一編集：図解生理学，第2版，医学書院，2000)
(Penfield and Rasmussen：Cerebral Cortex of Man, Macmillan, 1950，改変)

③ 自律性機能に促進的効果あるいは抑制的効果を及ぼす働き．

i．大脳皮質

　大脳皮質（新皮質）の発達は高等動物になるほど著明であり，その神経細胞数も多い（ヒトでは約140億）．

　左脳は言語，理論的思考，理性，顕在意識を，右脳はイメージ，直観的思考，感性，潜在意識をつかさどる．左脳と右脳の機能は脳梁でつながっている．

　大脳皮質の各分野（領野）には，それぞれ特定の機能を有する中枢が局在してい

る（機能局在．図 13-11，13-12）．

　体性感覚野はブロードマンの脳（地）図の 3-1-2 野にあり，ここには視床の中継核からの感覚ニューロンが投射している．

　4 野は運動野であり，随意運動の中枢がある．

　体性感覚野でも，運動野でも，中枢の存在部位と末梢の身体各部位との関係は上下だけではなく，左右も逆になっている．また，中枢の広さはその中枢が支配している末梢の大きさ（広さ）には必ずしも一致しない．微妙な運動や鋭敏な感覚をつかさどる中枢の面積は広い．

　運動野と感覚野以外の大脳皮質のうち，統合作用を営む領野を連合野という．2 種類以上の感覚は，連合野で統合されて認知，判断される．前頭前野には善悪理非の判断をする機能がある．

Memo

14 感　覚

　生体がその機能を調節するために，環境（外部環境，内部環境）の変化（刺激）を受容する機能を感覚という．感覚は，特殊感覚，体性感覚および内臓感覚に分類される（表 14-1）．

　感覚が起こるためには，刺激を受容する感覚器（広義には受容器），その刺激を認知する感覚中枢およびその刺激を感覚中枢に伝える感覚神経（知覚神経）が必要である．

　受容器は次のとおりに分類される．

◆ 外受容器

外部環境の刺激を感受する受容器．
① 皮膚受容器（表在性受容器）：皮膚や粘膜にある機械受容器，温度受容器および侵害受容器または痛覚受容器．
② 遠隔受容器：視覚，聴覚の受容器．
③ 化学受容器：味覚，嗅覚の受容器．

◆ 内受容器

体内の変化，内部環境の刺激を感受する受容器．
① 自己受容器：深部感覚，平衡感覚（前庭感覚）の受容器．
② 内臓受容器：内臓感覚（尿意，便意など）の受容器など．
③ 体内化学受容器：動脈壁に存在する化学受容器など．

　表面感覚，口腔の深部感覚および味覚については，第 20 章参照．

表 14-1　感覚の臨床的分類

感覚の分類		感覚の内容
特殊感覚 （脳神経を経由）	味　覚	舌や口腔の化学刺激で起こる味の感覚
	嗅　覚	鼻粘膜の化学刺激で起こるにおいの感覚
	聴　覚	鼓膜の振動によって起こる音の感覚
	前庭感覚	加速度刺激によって起こる姿勢や運動の感覚
	視　覚	網膜の可視光線刺激で起こる光の感覚
体性感覚 〔脳神経，脊髄神経 を経由〕	表面感覚	皮膚や粘膜に存在する皮膚受容器の刺激によって生ずる触覚，圧覚，温覚，冷覚および痛覚
	深部感覚	筋，腱および関節に分布する自己受容器への刺激によって生ずる姿勢や運動の感覚および筋，腱，骨膜，関節の痛覚
内臓感覚 〔主として自律神経 を経由〕	臓器感覚	内臓受容器への刺激によって起こる空腹感や渇き感などの感覚
	内臓痛	内臓の病的状態や内臓受容器の過度の刺激によって起こる痛覚

感覚の一般的性状

1　感覚刺激

　各感覚受容器に固有で，それらに鋭敏に働く刺激を適刺激という．そうでない刺激は不適合刺激である．

　刺激は，それの加わる組織が破壊されるか否か，あるいは痛覚が生ずるか否かによって，侵害刺激と非侵害刺激に区別される．一般に，組織を破壊する刺激，痛覚刺激は侵害刺激であり，それ以外の刺激は非侵害刺激である．

2　刺激閾および弁別閾

　適刺激であっても，その大きさが閾値（刺激閾）以上でなければ，刺激は有効ではない．

　ある感覚器に，中等度の強さの刺激（R）と，これと同時にまたは継時に，もう1つ別の刺激（R′）とが加わったとき，RとR′との間の刺激の強さに差があると感ずる最小の差を弁別閾（識別閾，⊿R，⊿R＝｜R－R′｜）という．

　弁別閾（⊿R）と元の刺激（R）との間には，⊿R/R＝k（恒数）の関係がある（ウェーバーの法則）．たとえば，30gに対する弁別閾が1gであれば，300gでは弁別閾は10gである．この場合の⊿R/R（＝1/30）をウェーバー比という．ウェーバー比が小さいほど，弁別能に優れた鋭敏な感覚といえる．

3　反応時間

　刺激が加わってからそれを意識してある一定の反応を起こすまでの時間を反応時間という．反応時間は，受容器，効果器および感覚中枢の興奮時間，神経の伝導時間ならびにシナプスの伝達時間の合計であり，視覚（0.2秒）よりも聴覚（0.15秒）のほうが短い．

4　順　応

　受容器に刺激を加えた当初には刺激効果は認められるが，刺激を加え続けるとその効果は次第になくなってくる（順応する）感覚あるいは受容器がある（図14-1）．触覚受容器は順応しやすく，筋紡錘や痛覚受容器は順応しにくい．

図 14-1　感覚の順応

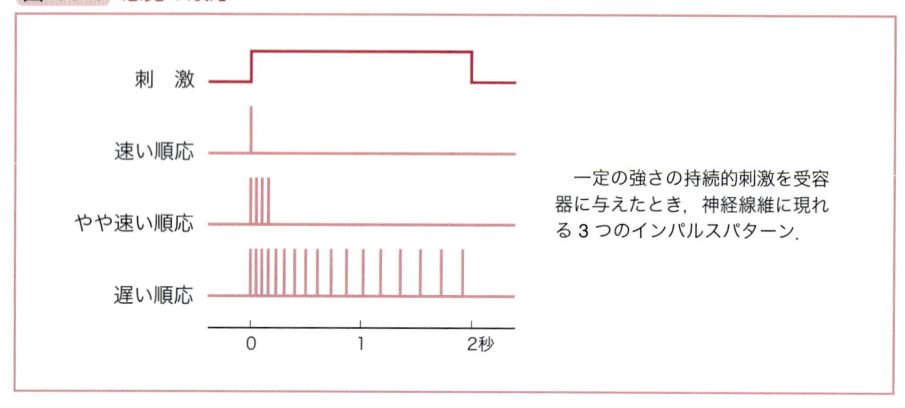

一定の強さの持続的刺激を受容器に与えたとき，神経線維に現れる 3 つのインパルスパターン．

5　投　射

受容器で受容された刺激は大脳皮質に伝達されてはじめて知覚されるが，感覚興奮が伝わってきた感覚神経を通じて刺激部位や外界に投射される．

■ 視　覚

視覚の受容器は眼の網膜の視細胞である．網膜以外の眼の各装置は光を視細胞に正しく当てるための補助装置に過ぎない（図 14-2）．

1　光感覚

a．眼の調節（遠近調節）

近くのものを見るときには，毛様体筋の収縮によって毛様体が弛緩し，水晶体の厚さを増して，屈折力が増加する（遠近調節反射，図 14-3）．なお，遠近調節反射は両眼で同時に起こる．

正常視（正視）の眼では，調節をしていないときに見ることのできる最も遠い点（遠点）は無限距離にあるが，極度に調節したときに明視できる最も近い点（近点）は眼前 10～15 cm のところにある．近点は増齢的に遠くなり，また極度に調節したときの屈折力の増加すなわち遠近調節力も増齢的に減退していく（調節異常）．

$$遠近調節力：D（ジオプトリー）= \frac{100 \text{ cm}}{近点距離 \text{ cm}} - \frac{100 \text{ cm}}{遠点距離 \text{ cm}}$$

また，40～50 歳では近点距離が 25 cm 以上となり，小さい字が読みにくくなる（老視，老眼）．この現象は水晶体の弾性が増齢的に減少することによる．老視は老眼鏡（凸レンズ）で矯正する．

図 14-2 右眼球断面の模式図

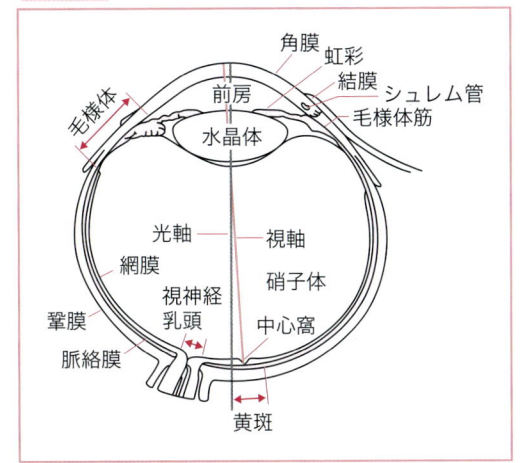

図 14-3 遠近調節反射

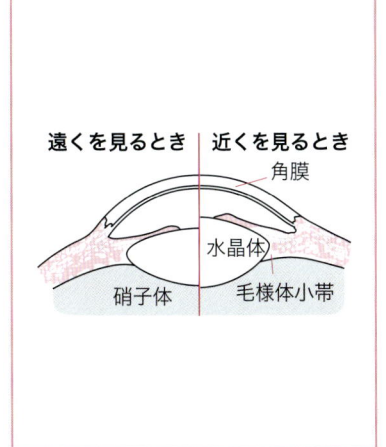

b．眼の屈折異常

遠視では水晶体の形態や弾性は（調節も）正常であるが，眼軸が短過ぎる（そのため小児は遠視である）ので，網膜の後ろで結像する．遠視も老眼と同様に凸レンズによって矯正できる．

近視では，眼軸が長過ぎる（軸性近視）か，角膜や水晶体の屈折率が強くなり過ぎる（屈折性近視）かして網膜の前方に像を結ぶので，凹レンズで矯正する．

屈折異常には遠視および近視のほかに屈折面が正しい球面でない場合にみられる乱視がある．ある一定の方向からの光だけに対して乱視であれば円柱レンズで矯正することができる．

c．虹彩の機能

両眼はもちろん，一方の眼に入る光が強くなったり，近距離を眺めたりすると両眼の瞳孔は反射的に縮小し（副交感神経によって瞳孔縮小筋が収縮する），これとは逆に眼に入る光が弱くなったり，遠方を眺めたりすると，瞳孔は反射的に散大する（交感神経によって瞳孔散大筋が収縮する）．この現象を総称して，瞳孔反射といい，光による瞳孔反射を光反射，調節に伴う瞳孔反射を瞳孔の近距離反射という．

d．光感覚の機序

網膜の視細胞には錐体と杆体とがある．

網膜の視神経乳頭部（網膜に分布する神経線維が集まって眼球から外部に出ていく部位）には視細胞がなく，光感覚はない．この部位を盲斑（Mariotte の盲斑）という（図 14-4，14-5）．

◆ 錐　体

① 網膜の中心部に多く（中心窩は錐体だけである），周辺部にいくにつれて減少する．
② 明るいところで活動する（明所視）．
③ 視覚による二点弁別能が高い．
④ 色感覚がある．

図 14-4 盲　斑

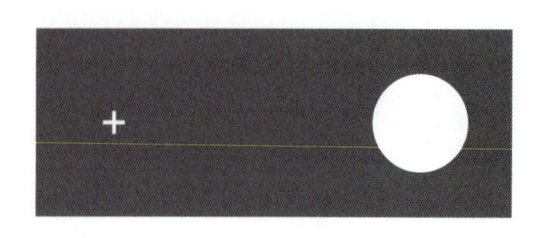

左眼を閉じ，右眼を紙面から 15〜16 cm 離して，左の十字を直視すると右の白丸が見えなくなる．それはこの白丸の像が網膜の盲斑に結ばれているからである．

◆ 杆　体
① 網膜の周辺部にいくほど多い．
② 錐体よりも光感度が高く，照度のきわめて低いところで活動する（暗所視）．
したがって，像を明所では中心窩に，暗所では周辺部に結ばせるとはっきりと見える．

e．順　応

暗いところから明るいところに出ると，はじめはまぶしくて，ものがよく見えない．しばらく（30 秒〜1 分）たつと，見えるようになる（明順応）．これに対して，明るいところから急に暗いところに入ると，網膜は光に対する感受性が低く興奮性も低下しているが，やがて興奮性は回復し，弱い光でも見えるようになる（暗順応）．暗順応のほうが時間がかかる．

2　色感覚

a．色感覚の一般的性状

色感覚の適刺激はもちろん有色光であり，その受容器は錐体である．したがって，網膜の周辺部には色感覚はない．色感覚の刺激閾は光感覚の刺激閾よりも高く，また網膜の中心窩では低く，周辺部では高い．有色光のなかで，緑色が最も刺激閾が低く，スペクトルの両端にいくにつれて高くなる．

眼に感じる有色光の明るさはその種類と順応とに関係し，明順応では黄白色光が，暗順応では緑色光が最も明るい．そのため，夜間は緑色がほかの色よりも明るく感じる．夕方，草木の緑や緑色の屋根が明るく色鮮やかに見えるのも，ナイター観戦時にグランドの芝生の緑色がひときわ目立って眼に映えるのもこのためである．

b．色　盲

色の識別不能を色盲といい，全色盲と部分色盲がある．

◆ 全色盲
視物質のすべてが欠如しており，光の明暗しか判別できない．

◆ 部分色盲
3 種類の視物質のうち，赤視物質，緑視物質または青視物質が欠如すると，それぞれ赤色盲，緑色盲，黄青色盲となる．

① 赤色盲:第一色盲. 赤色と緑色との区別ができない.
② 緑色盲:第二色盲. 緑色に対する感受性が悪い.
③ 黄青色盲:第三色盲. 色の判別はできるが,正常者とは異なる色感覚(黒っぽく見える).

3　単眼視

a. 直接視および間接視

　網膜の中心窩は光に対する感受性が最も鋭敏である.中心窩で物体を見るとき(直接視)には,網膜のほかの部位で見るとき(間接視,周辺視)よりも明瞭に見ることができる.

　直接視および間接視によって見ることのできる範囲(眼球を動かさずに眼前の一定点を凝視して見ることのできる範囲・視野)の広さは,注視点を中心とした角度で表し,それを円座標として求めることができる(図14-5).

　視野は白色光で最も広く,有色光(色視野)はこれよりも狭い.また色によってその大きさが異なり,緑色光が最も狭く,赤色光および青色光の順に広くなる.色視野が白色光の視野より狭いのは,網膜周辺部で錐体が欠如していることによる.

b. 視力

　視力(光感覚の局在能力.物体の空間上の位置の違いを識別する能力)は,眼前5mの距離からランドルト環(図14-6)の1.5mmの切れ目を識別できる2点の間隔のなす視角の逆数で表す.正常視の眼の中心窩では,視角が1′〔1分(1/60度)〕のとき2点を識別できる.このときの視力は1.0である.視力は,中心窩では最大で,周辺部にいくに従って減少し,周辺部では数個の錐体が刺激されても1点としか感じない.

図 14-5　右眼の正常視野

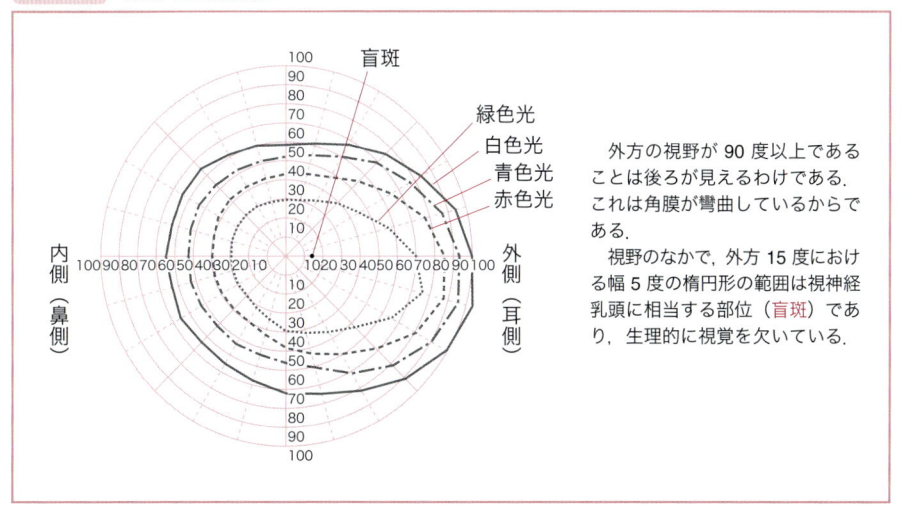

　外方の視野が90度以上であることは後ろが見えるわけである.これは角膜が彎曲しているからである.

　視野のなかで,外方15度における幅5度の楕円形の範囲は視神経乳頭に相当する部位(盲斑)であり,生理的に視覚を欠いている.

図 14-6　ランドルト環

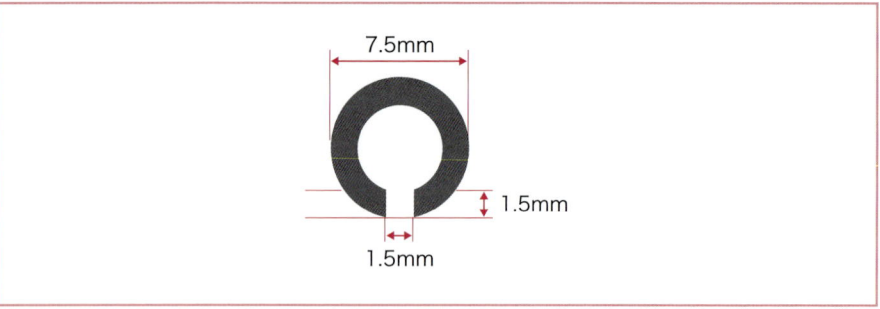

7.5mm
1.5mm
1.5mm

（中野昭一ほか：学生のための生理学，医学書院，1995）

4　両眼視

　一物体を両眼で見る両眼視と単眼で見る単眼視とでは，外界の認知機能に次のような違いがある．
① 視野が広くなる．
② 両眼の盲斑が互いに他眼によって代償される．
③ 各眼の感受性を補い，視力を増し，疲労を防ぐ．
④ 物体の位置，大きさや距離などが正確になる（単眼視でもある程度の距離知覚はある）．
⑤ 立体視覚ができる．

5　眼球運動

　単眼視の場合でも，物体の移動に伴って視線をその方向に向けるために眼球を運動させる．
　両眼視では，両眼が協同して同時に同じ方向へ運動する（共役運動）．
　左右側の眼球は，遠くの物体を注視するときは外側に，近くの物体を見るときは内側に向かう運動（それぞれを眼の開散，眼の輻輳運動という）をする．輻輳運動

図 14-7　左眼の外眼筋および眼球運動の回転軸

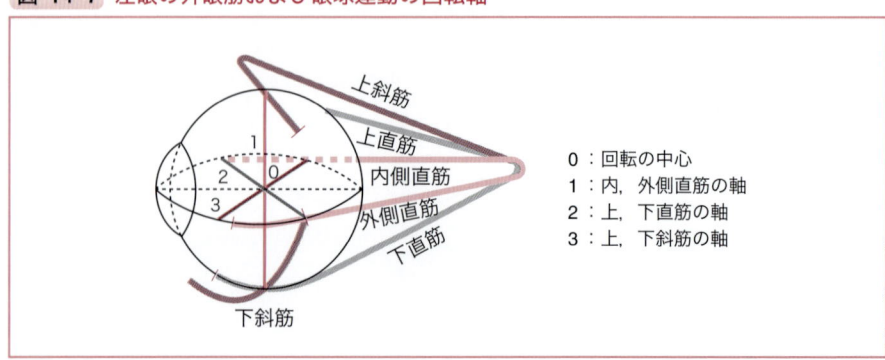

上斜筋
上直筋
内側直筋
外側直筋
下直筋
下斜筋

0：回転の中心
1：内，外側直筋の軸
2：上，下直筋の軸
3：上，下斜筋の軸

に伴って瞳孔は収縮（瞳孔の近距離反射）する．

　眼球運動は各外眼筋の協調運動によって行われる（図 14-7）．眼球運動の中枢は前頭眼野〔ブロードマンの脳（地）図の 8 野〕にある．

6　眼の保護作用

　眼瞼の運動の 1 つとして，瞬目反射（まばたき反射，眼瞼反射）がある．

　瞬目反射は死の直前まで消失しない．瞳孔反射とともに生体の生死の判定に用いられる．

7　視覚の伝導路および視覚野

　網膜の内側半分からの神経線維は視神経交叉で交叉し，外側膝状体（視床の中継核の 1 つ）を経て，後頭葉大脳皮質視覚野〔ブロードマンの脳（地）図の 17 野，18 野〕に投射している（図 14-8）．

図 14-8　視覚線維の中枢経路およびその損傷による視野欠損

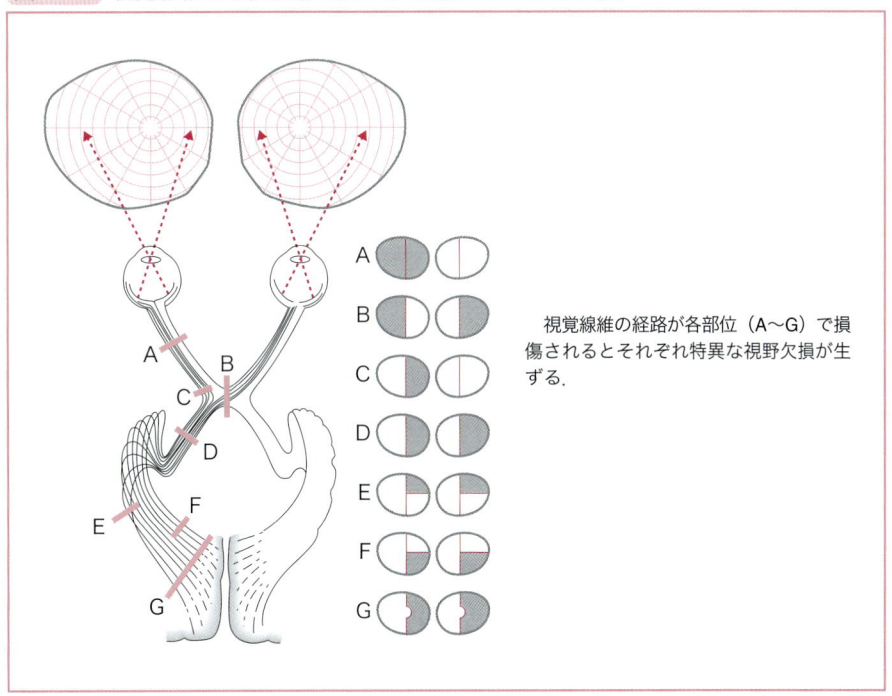

視覚線維の経路が各部位（A～G）で損傷されるとそれぞれ特異な視野欠損が生ずる．

■ 聴　覚

　聴覚の受容器は内耳の蝸牛（図 14-9）の中にあるコルチ器（ラセン器）の有毛細胞である（図 14-10）．外耳および中耳の各器官の耳殻，外耳道，鼓膜，耳小骨（ツチ骨，キヌタ骨，アブミ骨）および耳管などは聴覚の補助器官（主として音の伝導作用）として働いている．

図 14-9 蝸牛，半規管（前半規管，後半規管，外側半規管），卵形嚢，球形嚢

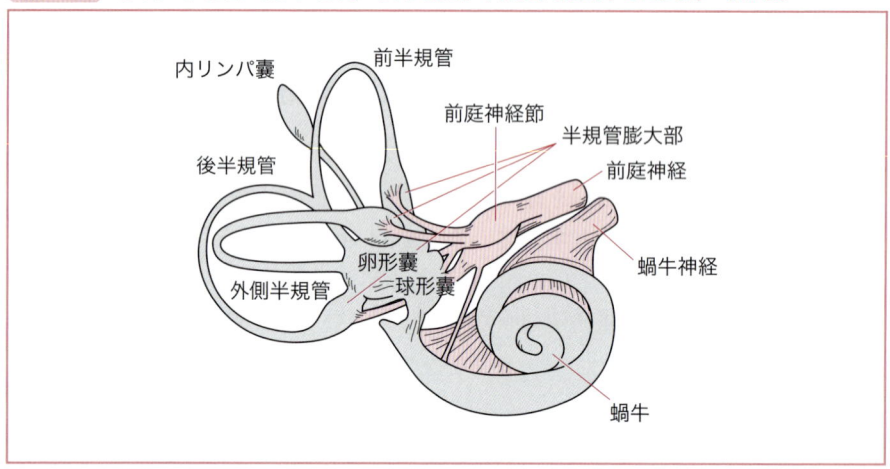

(大地陸男：生理学テキスト 第5版，文光堂，2007，改変)

図 14-10 蝸牛の断面

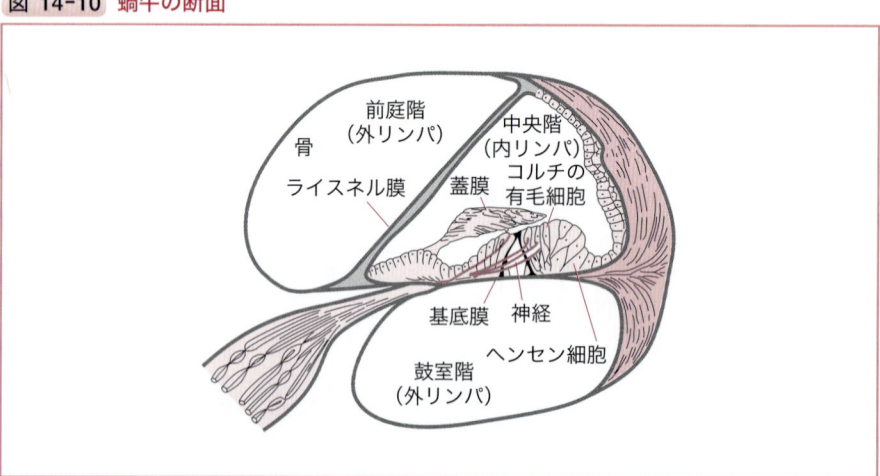

(中野昭一ほか：学生のための生理学，医学書院，1995，改変)
(Rasmussen：Outlines of Neuroanatomy, 3rd ed., William C Brown, 1943, 改変)

1　外耳および中耳の機能

　音波は耳殻で集められ（ヒトでは，あまり重要な働きをしていない），減衰されずに，外耳道を経て，外耳と中耳との間にある鼓膜に伝えられる．

　鼓膜は，放線状（外側）および輪状（内側）に走る結合組織線維からなり，その中央部が中耳のほうにくぼんだ三笠の形をしている．

　鼓膜にはツチ骨柄が付着して，鼓膜の振動を抑制しており，鼓膜の構造が不均一であるため，鼓膜は固有振動数をもたず，すべての調子の音にもよく共鳴する．

　鼓膜の振動は，耳小骨のてこの作用によって，振幅や振動の強さが変えられ，アブミ骨底および中耳と内耳との境にある前庭窓を介して，内耳（蝸牛）のリンパに伝えられる（図 14-11）．

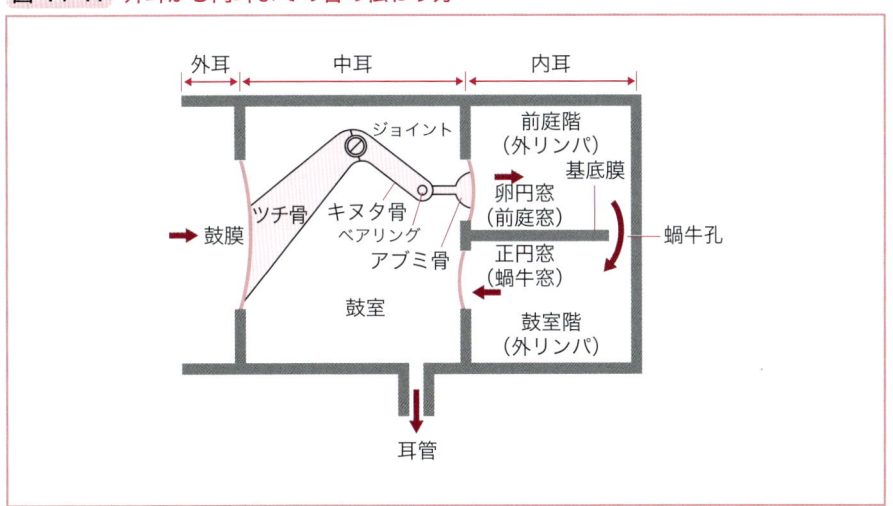

図 14-11　外耳から内耳までの音の伝わり方

（中野昭一ほか：学生のための生理学，医学書院，1995，改変）
（Gray：Human Physiology, 5th ed., Little, Brown, 1962, 改変）

2　内耳の機能

　蝸牛（2¾巻きの巻き貝状の管）は，ライスネル膜および基底膜によって，前庭階，鼓室階および中央階の3つの管に分かれている．前庭階の底部は前庭窓を，鼓室階の底部は蝸牛窓を経て，それぞれ中耳と連絡している．前庭階と鼓室階との頂上は蝸牛孔を介してそれぞれが通じている（図 14-11）．

　中耳に伝播した空気の振動は，前庭窓および前庭階の外リンパを介して基底膜を振動させる（共鳴説）．基底膜の幅は，蝸牛底で最も狭く，蝸牛頂では最も広いため，基底膜は蝸牛底では高い音に，蝸牛頂では低い音に共鳴する．基底膜の振動によって有毛細胞と蓋膜が接触し，有毛細胞の基部にきている蝸牛神経を刺激する（空気伝導）．音波は頭蓋骨を介しても，内耳に伝わる（骨導）．

3 聴　野

　音の調子（振動数）および強さ（鼓膜に加わる圧）の刺激閾の上限および下限の関係を示した音の可聴範囲を聴野（図 14-12）という．
　音の強さの下限の刺激閾は音の調子に左右され，きわめて低調子または高調子の音では閾値は増大し，あまり強い音は音として聞こえず，痛みと感じる．音の調子の刺激閾の上限は増齢的に低下する．

図 14-12 聴　野

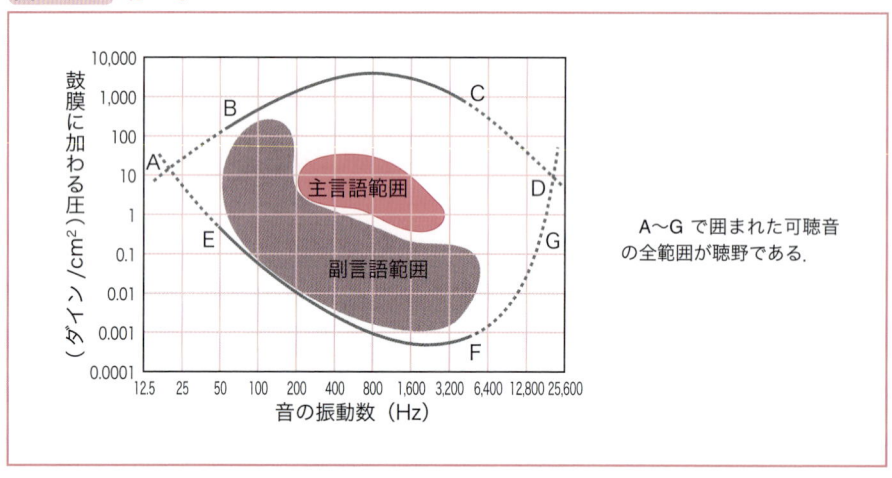

A〜G で囲まれた可聴音の全範囲が聴野である．

4 聴覚の伝導路および聴覚野

　蝸牛の基底膜で音の高低をある程度識別しているが，蝸牛神経核（延髄）から下丘（中脳），内側膝状体（視床の中継核の1つ）を経て，側頭葉大脳皮質聴覚野〔ブロードマンの脳（地）図の2野，41野，42野〕にいくにつれて，その識別はますます分化し，皮質では各周波数に対応した聴覚中枢が存在している．
　左右側の聴覚中枢への伝達時間差によって音源の位置が認知できる．

平衡感覚

　身体の平衡を保ち，調整された運動を行う基礎となる感覚または能力（平衡感覚）は，主として前庭感覚〔自己受容性感覚（固有受容性感覚）の一種〕によって，知ることができる．
　平衡感覚の中枢は，大脳皮質体性感覚野〔ブロードマンの脳（地）図の2野〕にある．

1　球形嚢および卵形嚢の機能

球形嚢および卵形嚢（図 14-9）の内部には，内リンパおよび身体の直線運動を感受する受容器（平衡斑）がある．平衡斑は有毛細胞とその上に載っている平衡砂（炭酸カルシウムの結晶）からなる（図 14-13）．

平衡砂は内リンパよりも比重が大きいので，身体の運動によって平衡斑が傾くと，有毛細胞が引っ張られたり，圧迫されたりして刺激となる．内リンパの静水圧も刺激となる．

平衡斑は，球形嚢では頭の垂直面上，卵形嚢では頭の水面上に位置しているので，球形嚢は垂直の直線運動を，また卵形嚢は水平の直線運動の感覚をつかさどる．

直線運動では，内リンパはその慣性によって運動の開始時にはその運動と逆方向に，また運動の停止時にはその運動と同方向に移動するので，身体もリンパの移動方向と同じ方向に運動していると感じるが，等速度運動は刺激とはならない．適刺激は加速度である．

図 14-13 平衡感覚受容器の模式図

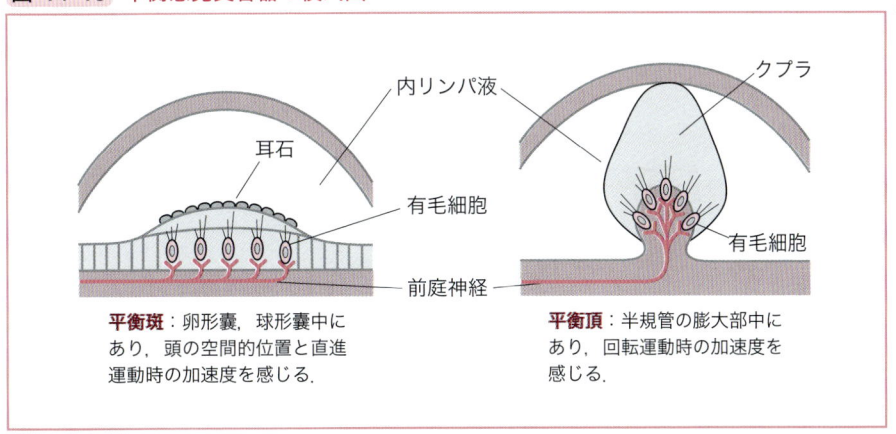

平衡斑：卵形嚢，球形嚢中にあり，頭の空間的位置と直進運動時の加速度を感じる．

平衡頂：半規管の膨大部中にあり，回転運動時の加速度を感じる．

2　半規管の機能

半規管は互いに直角に交わる3つの膜半規管（前半規管，後半規管および外側（水平）半規管）からなり（図 14-9），各半規管の一端の膨大部には身体の回転運動の受容器（平衡頂）があり（図 14-13），身体の回転運動に伴う内リンパの流れによって平衡毛が刺激される．しかし，回転が等速度運動のときには刺激とならない．適刺激は正および負の角加速度である．

3 姿勢反射（迷路反射）

局所あるいは全身の姿勢を保持する反応を姿勢反射という．

a．緊張性迷路反射

前庭器からの反射である．頭を上方に向けると四肢は伸展し（ダイビング時の踏み切り直後の姿勢），頭を下方に向けると四肢は屈曲する（踏み切り直前の姿勢）．

b．前庭動眼反射

頭が一方向に回転すると，前庭器を介して眼球は反対方向に移動する．

嗅　覚

嗅上皮には，約千種類の遺伝子から形成されている嗅覚受容体がある．嗅物質（嗅覚の適刺激）と反応して，脳にインパルスを伝え，嗅覚が生ずる．

嗅物質は嗅上皮に拡散することができる揮発性の化学物質である．嗅物質が口腔のほうから，後鼻腔を通って拡散してくる場合もある．

嗅覚の刺激閾はきわめて小さいが，その反面順応しやすい．しかし，あるにおいに順応しても，別のにおいに対する嗅覚は失われない．

深部感覚

視覚によらなくても，手の位置や腕の関節の曲がりぐあいを知ることができるのは，骨格筋，腱および関節に感覚（運動感覚）があるためである．このうち，関節の感覚が最も重要な役割をはたしている．その受容器はルフィニ小体，パチニ小体およびゴルジの腱器官（腱受容器，腱紡錘）である．

なお，筋紡錘，腱紡錘や前庭器などにある，身体自身の位置や動きによって刺激される体性受容器を自己受容器（固有受容器）といい，それに基づく感覚を自己受容性感覚（固有受容性感覚）という．

頸の筋紡錘からの刺激によって緊張性頸反射が起こる．頭を背屈させると，両側の前肢は伸展し，後肢は弛緩する．腹屈させると，両側の前肢は弛緩し，後肢は伸展する．頭を一方向にまわすと，同側の前肢，後肢は伸展し，反対側の前肢，後肢は弛緩する．槍投げや弓引きなどにみられる姿勢反射である．

骨格筋，腱，骨膜および関節などの痛み（深部痛）も深部感覚である．

内臓感覚

　渇き感，空腹感，尿意および便意などの臓器感覚や内臓痛を内臓感覚という（**表14-2**）．

表14-2　内臓感覚および内臓反射

	おもな内臓感覚	おもな内臓反射
臓器感覚	吐き気，渇き感	咳反射，嘔吐反射，心臓血管反射
	空腹感，食欲，満腹感	嘔吐反射
	尿意，便意，性感覚	排尿反射，排便反射，勃起
内臓痛		疼痛反射

15 歯および歯周組織の生理

■ 歯の機能

歯は食物の摂取，切断，咬断および粉砕のような機械的消化のほかに，発音や談話あるいは顔貌の調和などに関与している．

■ 歯の硬組織の生理

歯の硬組織は人体の各組織のうちで，最もよく石灰化しており，したがって最も硬く，しかもいったん形成されてしまうと生化学的な意味における代謝は認められない．

1 歯の硬組織の組成

歯の硬組織は無機成分，有機成分および水分からなる（表 15-1）．
しかし，その組成はエナメル質と象牙質とで必ずしも同じでなく，有機成分および水分の含有量はエナメル質よりも象牙質のほうが多く，無機成分は逆に象牙質のほうが少ない．また，エナメル質でも象牙質でも，その部位によって各成分の分布が異なる．たとえば，エナメル質の最外層部はその内層部よりもカルシウム，リンおよびフッ素の含有量は多く，炭酸塩の含有量は少ない．
無機成分としては，カルシウム，リンおよび炭酸塩がおもで，そのほかフッ素，ナトリウム，クロル，マグネシウム，亜鉛，鉛をはじめ，銅，鉄，スズ，コバルト，ストロンチウムおよびマンガンなどの微量元素も含まれている（表 15-2）．これらのうち，カルシウムやリンはハイドロキシアパタイト $3Ca_3(PO_4)_2・Ca(OH)_2$ の結晶として，歯の硬組織を構成している（図 15-1）．
ハイドロキシアパタイトの結晶の表面にある水和層には種々のイオンが吸着される（イオン吸着能）から，歯の内部に透過してきたイオンはアパタイトを構成するカルシウム，あるいは水酸基とたやすく置換され，歯に沈着する．たとえば，ホウ素，マグネシウムあるいはストロンチウムなどはカルシウムと，またクロル，フッ素あるいは炭酸塩などは水酸基と置換される（イオン置換能）．
アパタイトのこの性状が，歯に種々の物質を浸透させ（物質の透過性，浸透性や

表 15-1 歯の硬組織の無機成分，有機成分および水分の含有量（重量％）

組織 成分	エナメル質	象牙質	セメント質
無機成分	95〜97	61〜71	60〜65
有機成分	0.4〜0.8	20〜22	30〜35
水　分	1.2〜4.0	11〜16	15〜20

表 15-2 エナメル質および象牙質の組成（乾燥重量％，平均値）

	エナメル質	象牙質
有機質	0.8	20.0
無機質	99.2	80.0
Ca	36.0	27.0
P	17.5	13.0
Ca/P	2.08	2.07
CO_2	2.50	3.30
Na	0.77	0.30
Mg	0.42	0.84
Cl	0.25	痕　跡

図 15-1 歯の結晶の骨子

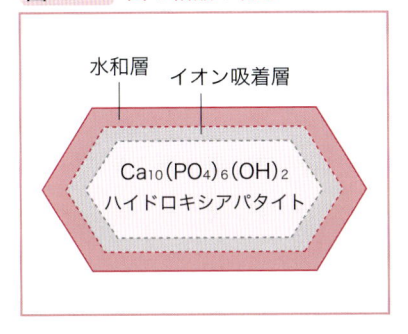

（水和層／イオン吸着層／$Ca_{10}(PO_4)_6(OH)_2$ ハイドロキシアパタイト）

表 15-3 ヒトの象牙質における有機質含有量

有機質	含有量（％）
総タンパク質	18.6
コラーゲン	17〜18
総溶解性タンパク質	0.56〜0.93
クエン酸塩	0.8〜0.9
ムコポリサッカライド	0.2〜0.6
総脂質	0.2〜0.4
総　計	20.2

歯の溶解性），その組成を変えて，歯の疾患を生じさせたり，フッ化物塗布やフッ化物配合歯磨剤による抗齲蝕効果を発揮させたりすることにもなる．

歯の有機成分は，大部分はタンパク質（コラーゲン），クエン酸ならびに脂質である（表 15-3）．歯の成長や発育に関係し，石灰化のために無機物が沈着する母体となるので，有機マトリックスと呼ばれている．

水分は，アパタイトに結合しているほか，象牙細管中にも組織液（象牙質液，歯リンパ）として含まれている．

2　歯の硬組織の物理的性状

歯の硬組織の物理的性状は，歯の化学的組成に左右される．

a．比　重

無機質が多く，有機質が少ない（石灰化が進む）ほど比重は大きい．
エナメル質では最大で，次いで象牙質，セメント質では最も小さい（図 15-2）．
エナメル質の比重は増齢的に増加する．
エナメル質の最外層部は内層部や象牙質との境界部よりも，また切縁部は歯頸部よりも比重は大きい．
永久歯のエナメル質は乳歯のエナメル質よりも比重は大きい．

図 15-2 エナメル質，象牙質およびセメント質の各部位の硬度（ビアーバウム微小硬度）と比重

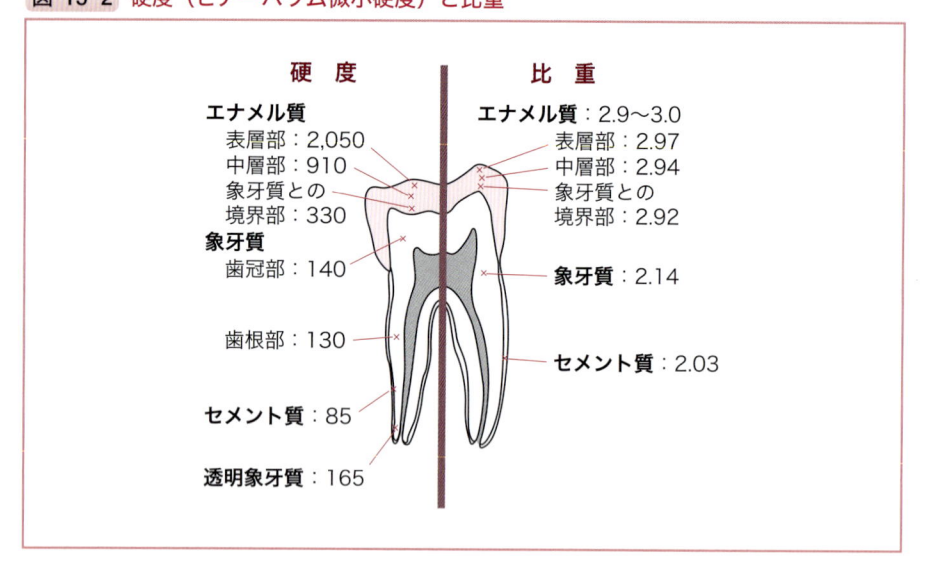

硬　度
エナメル質
　表層部：2,050
　中層部：910
　象牙質との
　境界部：330
象牙質
　歯冠部：140
　歯根部：130
セメント質：85
透明象牙質：165

比　重
エナメル質：2.9〜3.0
　表層部：2.97
　中層部：2.94
　象牙質との
　境界部：2.92
象牙質：2.14
セメント質：2.03

b．硬　度

　歯の硬度も歯の石灰化が進むほど大きくなる（図 15-2）．したがって，エナメル質や象牙質の硬度は増齢的に増加する．
　エナメル質の硬度は，最外層部が最も大きく，内部にいくに従って小さくなる．永久歯のエナメル質は，乳歯よりも硬いが，象牙質ではそれほど差はない．
　象牙質では，エナメル質との境界部の近くが最小値を示す．しかし，エナメル質との境界部から離れた部位の象牙質の硬度は歯髄に近づくほど小さくなる．
　セメント質の硬度はエナメル質や象牙質よりも小さい．
　咬耗歯，磨耗歯あるいは齲蝕歯の欠損部の直下にある透明象牙質あるいは老人歯の歯根尖部にみられる透明象牙質の硬度は，いずれも正常象牙質の硬度よりも大きい．
　歯にフッ化物を塗布したり，フッ化物添加飲料水を飲んだりすると，健全歯のフッ素含有量が多くなり，歯の硬度は増加する．ところが，斑状歯ではフッ素の含有量は多いが，硬度はかえって小さくなる．

c．物質の透過性

　唾液，飲食物，補綴物中の物質あるいは歯髄側や歯根側から血液によって運ばれてきた種々の化学物質は，歯の硬組織中に透過する．
　エナメル質における物質の透過は，物理化学的現象である．象牙質では，象牙質液中に透過物質が拡散して透過するため，透過性はエナメル質よりも象牙質のほうが高い．
　そのほか，透過度は透過物質の種類や歯の石灰化の程度によっても異なる．

d．酸の浸透性

　歯への酸の浸透性は脱灰を伴うので，歯の溶解性とともに，齲蝕の発生機構ある

いは進行過程を知るうえできわめて重要な歯の性状である．

浸透率は酸の種類，pH，濃度および共存物質の飽和度などによって異なる．どの酸でも，一般にそのpHが小さいほど，またその濃度が高いほど浸透率は大きい．しかし，pHの大きい酸では，その濃度は浸透率にあまり関係しない．

酸のこの浸透現象は単なる拡散現象ではなく，浸透した酸と歯質との間で，H^+とCa^{2+}とが，また酸アニオンと炭酸塩，あるいはリン酸塩とがイオン交換して，酸が歯質内を浸透していく．

e．溶解性

酸に対する歯の溶解性は，酸の種類が同じならば，一般にpHが小さいほど大きい．そして，pHが同じならば，酸の種類と濃度とによって溶解性は異なる．たとえば，同一濃度および同一pHでも，リン酸緩衝液よりも酢酸緩衝液のほうが，また乳酸やリン酸よりもクエン酸のほうがよく溶けるし，同じpHでも濃度が増加すると溶解能は大きくなる．

しかし，酸に対する溶解性は，エナメル質と象牙質とでは必ずしも同じではない．すなわち，エナメル質では酸の種類によって，象牙質では酸の種類よりもそのpHおよびアニオンの濃度によって影響を強く受ける傾向がある．

酸に対する歯の溶解性は溶媒中の混合物質の種類によっても異なる．すなわち，カルシウム，リン，フッ素あるいは亜鉛を含有していると，溶解率は減少するが，マグネシウムおよびナトリウムではこの効果は弱い．炭酸塩は逆に溶解性を増加させる．

歯髄の生理

1　歯髄の機能

① 歯髄は歯の形成，石灰化，萌出あるいは吸収に重要な役割をはたしている．
② 歯の形成後も，種々の物質が歯に透過していくが，歯髄はその重要な経路である．
③ 歯に加わる刺激を歯根膜とともに受容して，歯に防御反応を起こさせる．
　とくに，象牙質に刺激が加わると，歯髄はその生活反応として第二象牙質を形成して，その刺激を遮断する．

2　歯髄の代謝および組成

歯髄は歯の各組織のうち，最も代謝の高い組織である．とくに，象牙質形成期（歯根は未完成）においては，酸素消費量は多い．しかし，象牙質が完成されてしまうと低下する．

歯髄組織液中のタンパク質，カルシウムおよび無機リンなどの含有量は他の組織

液と同様に，血漿よりも少ない．歯髄組織液の生成量が歯髄内の血圧によって左右されることは，リンパ液の生成のときと同様である．

歯周組織の生理

1　歯肉の生理

歯肉には，次の生理機能がある．
① 口腔粘膜の一部として，口腔の周壁を形成している．
② 歯周組織として，歯根膜，歯槽骨およびセメント質を保護する．
③ 咀嚼時の食物の溢出路を形成している．
④ 歯肉の感覚は外来刺激に対する防御としての働きがある．

2　セメント質の生理

セメント質には，次の生理機能がある．
① 歯根膜とともに，歯槽骨に歯を結合させる働きをしている．
② 異常なストレスから歯を守る機能がある．歯根を介して歯槽骨に加わった咬合力は歯槽骨の吸収をまねくが，セメント質ではその吸収はみられないばかりか，かえって新しいセメント質（第二セメント質）が沈着して，歯根膜腔の幅が正常に維持され，咬合力に対する防衛作用が保持される．

3　歯槽骨の生理

歯槽骨はセメント質および歯根膜とともに，歯を顎骨に植立させている働きがある．歯が抜けると歯槽骨は吸収される．多数歯が喪失すると，さらに歯槽頂は上顎では内方に，下顎では外方に移動する．

4　歯根膜の生理

a．歯根膜の機能

◆ 歯の植立作用
歯は歯根膜を介して，歯槽骨に可動的に支持されている．

◆ 咬合力の緩圧作用
歯に加わった力は歯根膜によって緩圧され，その力が直接顎骨に伝わることを防いでいる．
この緩圧作用は歯根膜内に存在する歯根膜線維の緩圧作用および歯根膜の血液，組織液および細胞の圧縮性（水力学的緩圧作用）による．咬合力の緩圧作用やその

他の歯根膜の機能は歯根膜の厚さおよび歯根膜線維の太さによっても左右される．

歯根膜線維は歯が機能している（大きな咬合力を受けている）とよく発達する．

未萌出歯や埋伏歯のような，機能を営んでいない歯では，歯根膜腔の幅は狭く（0.06〜0.10 mm），萌出して機能を営んでいる歯の歯根膜腔の幅は広い（0.18〜0.25 mm）．

◆ 咀嚼の反射的調節

咬合力の大きさは主として歯根膜の感覚によって，咀嚼は咬合力と歯根膜の感覚によって反射的に調節されている．

◆ 歯根膜の感覚

歯の表面（エナメル質）に触れると，そこに触覚があるように感じるが，それは歯根膜の触覚や圧覚による．歯根膜には，痛覚もあるが，温度感覚はない．

◆ 栄養の供給路

歯根膜の血管やリンパ管は歯槽骨やセメント質への栄養の供給路となっている．

b．歯の動揺

咬合および咀嚼時には，歯は歯根膜の緩圧作用によってわずかであるが動揺している（生理的動揺）．これには，歯軸と直角方向の動揺（水平動揺），歯軸と同方向の動揺（垂直動揺）および捻転運動の区別がある．

上顎中切歯の歯冠に荷重（水平力）を加えたときの歯の水平動揺の大きさと荷重の大きさとの間には，次のような関係がある（図 15-3）．

① 荷重が 100 g 以内では，歯は約 0.1 mm 程度動く（初期動揺）．しかし，歯根膜が吸収したり，移植歯のように歯根膜が欠如している歯では，初期動揺は認められない．

② 100〜1,500 g の荷重では，歯の動揺は歯根膜および歯槽骨の弾性変化によって増加する（中間期動揺）．しかし，動揺の増加度は初期動揺に比べて小さい．

図 15-3 歯の動揺距離と荷重量（歯に加える力）との関係

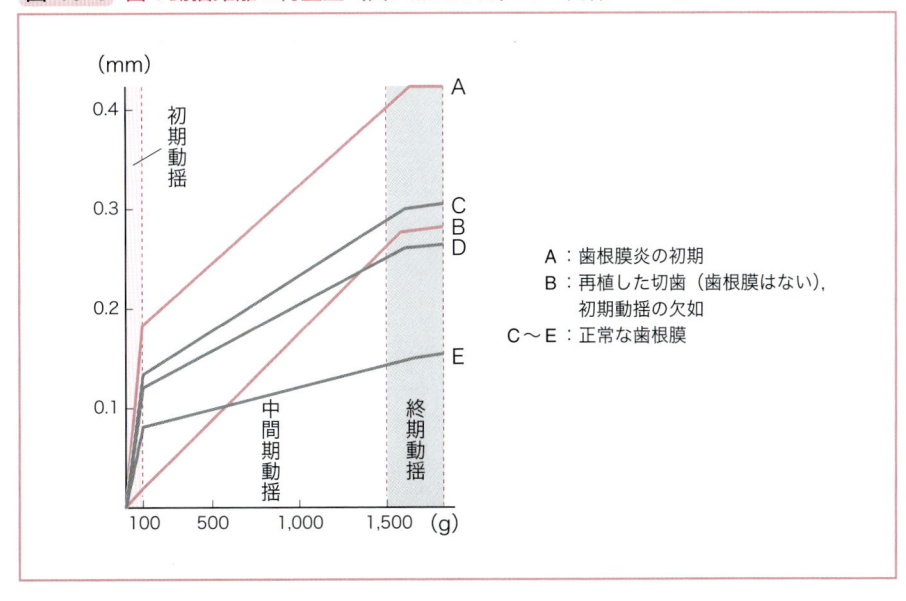

A：歯根膜炎の初期
B：再植した切歯（歯根膜はない），初期動揺の欠如
C〜E：正常な歯根膜

③ 荷重を 1,500 g 以上に大きくしても，もはや歯の動揺はほとんど増加しなくなる（終期動揺）．これは歯根膜はもちろん，歯槽骨にも弾性変形が起こらなくなった状態である．

　歯の動揺には，それが生理的動揺であっても，年齢差，性差および日時差が認められる．若い人の歯は成人の歯よりも動揺が大きい．女性における歯の動揺は，性ホルモンの影響によって，月経周期の中期では大きくなり，妊娠中でも妊娠月数に比例して増大する．

　急性歯周炎では，初期動揺が著明に増大する．いわゆる歯槽膿漏症では，中間期動揺と終期動揺との境界が不明瞭で，荷重が増加するにつれて歯の動揺はどこまでも増大する．したがって，歯の動揺度を測定すると，歯周組織疾患の病変の程度やその予後を判定することができる．

Memo

16 咬合および顎運動

咬合および下顎位

　口腔の諸機能とくに咀嚼，嚥下および発音などの機能が正常に行われるためには，これらの各運動機能の基本である上下顎の歯のかみ合わせ（咬合）が正常でなければならない．

　したがって，咬合は歯の咬合面の接触関係だけではなく，種々の生理的因子によっても維持されているから，咀嚼，嚥下および発音機能は，機能的に正常で，安定した咬合によってはじめて十分に発揮される．

　咬合が機能的に正常であるためには次の諸因子が関与している．

① 歯冠の各歯面の形態，同一顎の両隣接歯が接触する部分（接触点）の位置および形態，歯並び（歯列弓）の形態，歯の傾斜，スピー彎曲ならびに咬合の高さなどの歯および歯列の形態学的要因．
② 顎骨，顎関節および歯周組織の形態．
③ 咀嚼筋ならびに舌，頰および口唇の筋の筋力．
④ 口腔内圧ならびに発声時の呼気圧および吸気圧．
⑤ 咬合力および咀嚼力．
⑥ 顎運動の神経筋機構．

　上下顎の歯が咬合するときの様式によって，上顎に対する下顎の相対的な位置（咬合位）が決まる．

1　咬頭嵌合位および中心咬合位

　上顎または下顎の歯が対合歯と互いに最大限に咬合（咬頭嵌合）するとき，臼歯の咬頭は対顎の中心窩または辺縁隆線などと接触している．接触している咬頭（上顎臼歯の舌側咬頭または下顎臼歯の頰側咬頭）を支持咬頭といい，そのときの咬合位を咬頭嵌合位という．

　また，下顎が咬頭嵌合位をとっていて，咀嚼筋や顎関節の機能はもちろん，それを調節している神経系の働きも正常である場合，この咬頭嵌合位をとくに中心咬合位（図16-1），このときの咬合を中心咬合という．したがって，有歯顎の正常咬合においては，咬頭嵌合位と中心咬合位とは同義である．咬頭嵌合位は咀嚼時の咬合位である．

図 16-1 中心咬合位

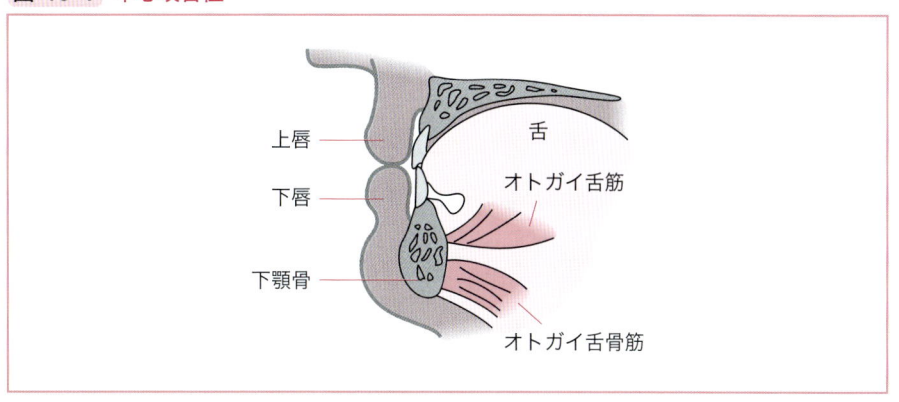

2 　中心位および最後退位

　中心位は，両側の下顎頭の上部前面が関節円板（中央狭窄部：円板の周縁部は厚く，中心部は薄い凹レンズ状を呈している）を介して，関節結節の後斜面に対しているときの位置である．下顎が中心位にあるときには，下顎頭は前方，側方および開口の各運動が何の障害もなく行うことができる．したがって，咬頭嵌合位が上下顎の歯に関する上下顎の相対的な位置関係であるのに対して，中心位は下顎窩に対する下顎頭の相対的な位置関係であるから，両咬合位は必ずしも一致しない．
　下顎頭が下顎窩で最も後退した位置にあるときの下顎位を最後退位という．

3 　安静位

　咀嚼や嚥下をしないときには，咀嚼筋や歯周組織に異常な負担をかけないようにするために，下顎は安静位をとって咬合接触はせず，上下顎（歯）間には，前歯部で 1〜3 mm の空隙（安静空隙）が存在している（図 16-2）．
　下顎が安静位にあるときには，舌は口腔底に位置し，舌背と口蓋との間に空隙が

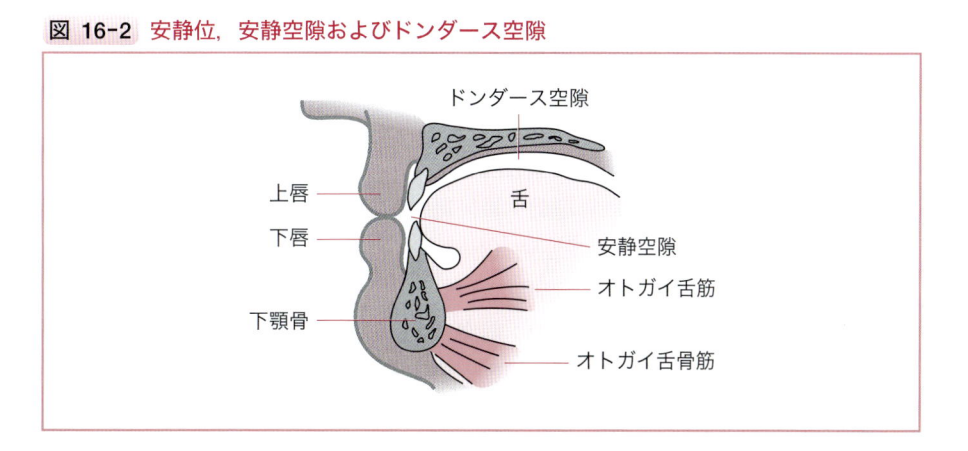

図 16-2 安静位，安静空隙およびドンダース空隙

16 咬合および顎運動

存在する（ドンダース空隙），下顎が中心咬合位をとると，この空隙はなくなる．この空隙は嚥下時に食塊の通路となる（図 16-2）．

安静位では，下顎の各筋群は下顎の位置を維持するために，また下顎の重量に打ち勝つために，側頭筋（とくに，その後部）は最小限の緊張性収縮状態にあると考えられている．上顎および下顎の任意の 1 点間の垂直距離（顎間距離）は咀嚼筋（主として閉口筋）の長さ，歯根膜の感覚あるいは咀嚼筋のガンマ（運動）線維（錘内筋線維を支配する運動神経線維）やこれに関連している脳幹網様体の機能など，複雑な因子によって決まる．

無歯顎では，正常な安静空隙が定まらず，その結果顎間距離が異常となる（短くなることが多い）．なお，無歯顎で正常な安静位をとらせるには，被検者を直立させるかまたは真直ぐ座らせるかして，前方を直視させ，上顎臼歯の咬合面は義歯床面に水平になるようにして，S 音（sixty six または yes）あるいは M 音（M, Emma および Mississippi）を発音させる．このときの下顎位を S 音位，あるいは M 音位という．

日本語語音では，プ，ム，シおよびスの各音では，切歯部で 1.1〜2.6 mm の顎間距離を維持しているので，これを組み合わせた語を利用できる．

そのほか，発音によらない方法として，唾液あるいは水を嚥下させたあと，そのまま楽な姿勢をとらせていると，下顎は自然に安静位をとる．

顎運動（下顎運動）

顎運動（下顎運動）は，側頭骨の下顎窩および関節結節と下顎骨の下顎頭との間の関節（顎関節），咀嚼筋ならびにその運動をつかさどっている神経系によって行われる．

顎運動の運動路は，矢状面および水平面における切歯点（下顎左右側中切歯の近心接触点）および下顎頭の運動によって知ることができ（図 16-3，16-4，16-5），また顎運動の力学は，てこの原理によって理解できる．

1 矢状面における切歯点の運動

矢状面における切歯点の運動を図 16-3 に示す．
a．上下運動（開閉運動）
① 後方限界運動：最後退位からの開閉運動．
　・終末蝶番運動（3↔4）
　・後方開閉運動（4↔5）
② 前方限界運動：前突（咬合接触）位からの開閉運動（1↔5）．
③ 習慣性開閉口運動：咬頭嵌合位からの開閉運動（2↔5）．

図 16-3 矢状面からみた下顎運動

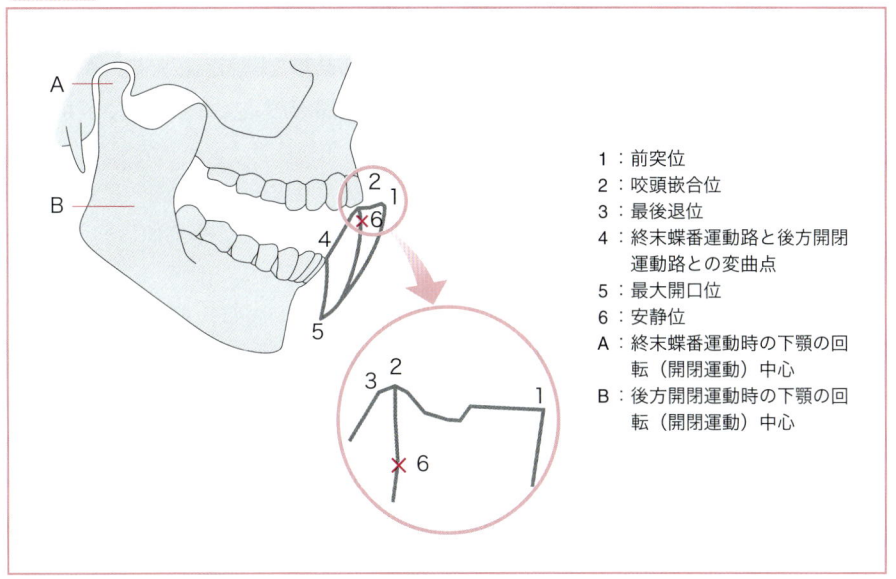

1：前突位
2：咬頭嵌合位
3：最後退位
4：終末蝶番運動路と後方開閉運動路との変曲点
5：最大開口位
6：安静位
A：終末蝶番運動時の下顎の回転（開閉運動）中心
B：後方開閉運動時の下顎の回転（開閉運動）中心

(Ramfjord & Ash：Occlusion. W. B. Saunders. 1971，一部改変)

b．前後運動

① 前突運動：最後退位から，歯を咬合接触させながら，咬頭嵌合位および切端咬合位を経て，前突位に終わる運動（3→2→1）．

② 後退運動：前突運動と逆方向の運動（1→2→3）．

終末蝶番運動の回転軸（終末蝶番軸）は下顎頭が下顎窩の最後部（最後退位）に位置していて移動しないから，この運動は下顎の完全な回転運動である（図 16-3）．なお，この運動によっては，上下顎の切歯が約 2〜2.5 cm 以上離れるまで開口できる．

後方開閉運動は終末蝶番運動路を越えて，下顎が開閉する運動である．このとき，回転中心は A から B に移動する．そして，極大開口時の切歯間の垂直距離は一般に 5〜6 cm である．なお，下顎が咬頭嵌合位から最大開口位に移動（開口）する経路の途中に，安静位が存在する．

前後運動時の運動経路は，上下顎の歯の咬合関係，すなわち切歯点の移動経路〔切歯（点運動）路：この経路は水平面に対して傾斜している〕の傾斜角度〔切歯路傾斜（角度）：この傾斜度は上顎前歯の植立状態と舌側面の形態とによって決まる〕によって決定される．したがって，この運動は上顎切歯に誘導された運動である．

2 矢状面における下顎頭の運動

　顎関節は関節円板によって関節結節と関節円板との，関節円板と下顎頭との 2 つの関節に分かれる．終末蝶番運動路を越えてさらに大きく開口すると，円板は前下方に滑走する（図 16-4）．

　そして，水平面に対する下顎頭の運動経路の傾斜角度は，下顎窩の形態や関節結節の関節面の傾斜角度に左右されるが，その平均値は約 33 度であると考えられている（図 16-4）．

　なお，前突運動および側方運動においては，前者では両側の上下顎咬合面間に，また後者では移動側（作業側あるいは機能側）と反対側（非作業側あるいは平衡側，たとえば，右側への側方運動時には左側）の歯列の上下顎咬合面間にずれが現れるが，このずれは前突運動時には後方（臼歯部）にいくほど大きい．この運動は下顎頭が関節結節に沿って，関節円板上を滑走することから生ずる現象であり，下顎頭の運動経路の傾斜角度が鋭くなればなるほど，上下顎咬合面間のずれは増大する．

図 16-4 顎運動時の顎関節各部の位置的関係の模式図

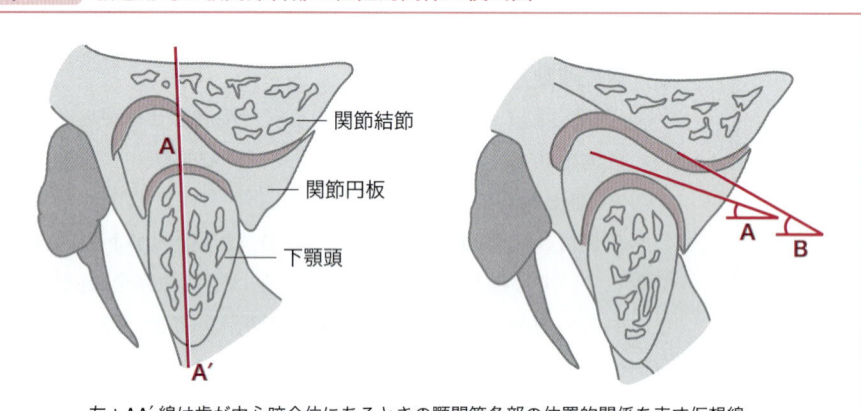

左：AA′線は歯が中心咬合位にあるときの顎関節各部の位置的関係を表す仮想線
右：前突運動時の下顎頭の運動経路および下顎窩の傾斜角度
　・角 A：下顎頭の運動経路（顆路）の傾斜角度
　・角 B：下顎窩の前方斜面の傾斜角度

3 水平面における切歯点の運動

前突位あるいは最後退位から，側方運動させて，下顎を極端な側方位まで移動させるとき，水平面上においては，菱形の側方限界運動経路（ゴシック アーチ）が記録できる（図 16-5）．なお，最後退位に相当するゴシック アーチの先端をアローポイント（図 16-5 点 A）という．

4 水平面における下顎頭の運動

咬頭嵌合位あるいは最後退位からはじまる下顎の側方運動は，水平面上では，作業側の下顎頭の 1 点（図 16-5 W_1）を中心とした移動側（作業側）への回転運動であるが，この下顎体の側方移動（ベネット運動）の程度は，下顎を前突させたときの下顎頭の移動経路に対する非作業側の下顎頭の移動経路の角度（ベネット角）から知ることができる（図 16-5）．

なお，作業側の下顎頭もベネット運動に伴って図 16-5 の W_1 から W_2 にわずかに移動（側方移動）すると考えられている．

図 16-5 水平面からみた下顎の右側への側方運動（ゴシック アーチ法）

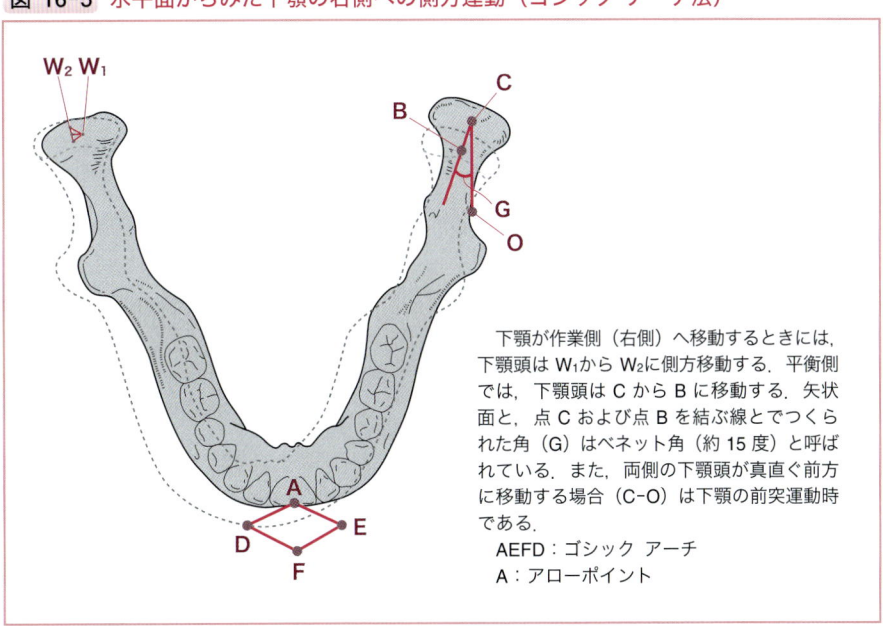

下顎が作業側（右側）へ移動するときには，下顎頭は W_1 から W_2 に側方移動する．平衡側では，下顎頭は C から B に移動する．矢状面と，点 C および点 B を結ぶ線とでつくられた角（G）はベネット角（約 15 度）と呼ばれている．また，両側の下顎頭が真直ぐ前方に移動する場合（C-O）は下顎の前突運動時である．
AEFD：ゴシック アーチ
A：アローポイント

（Ramfjord & Ash：Occlusion. W. B. Saunders, 1971）

5 顎運動におけるてこの働き

顎運動は，支点が下顎頭，力点が咬筋の中央部，そして作用点が咬合（咀嚼）部位にある第二類および第三類のてこの作用によって理解できる（図 16-6）．

図 16-6 咀嚼におけるてこの働き

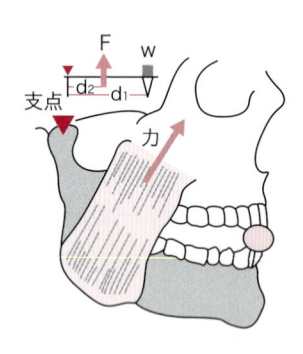

第三類のてこ
支点：顎関節
力点：咬筋（咬合面の高さで，咬筋の中央部）
作用点：切歯部
　咀嚼における第三類のてこは，同側の関節の咀嚼においてみられる．この図は切歯部で食物を咬断するときのてこ作用である．

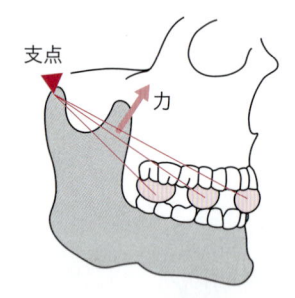

第三類のてこ
　食塊が後方（臼歯部側）に置かれるとき（作用点の位置が力点に近いほど），てこの能率は増加する．つまり，第三類のてこでは，第三大臼歯部における咀嚼の能力が最もよい．しかし，解剖学的にも，また，臨床的にも，最も能力のよいのは第一大臼歯部である．したがって，咀嚼は第三類のてこではなくて，第二類のてこと考えるほうがよい．

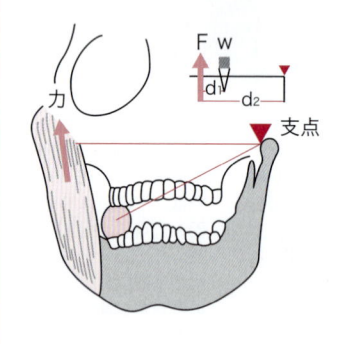

第二類のてこ
　支点が反対側の顎関節にある．
　この場合，支点から力点までの距離（d_2）のほうが，支点から作用点までの長さ（d_2-d_1）よりも長くなる．そして，その結果，咀嚼の能力は増加する．
　なお，このてこにおいて，力点に作用する力は咬筋と内側翼突筋との筋力である．

Memo

17 咀嚼および吸啜

食物を口腔内で粉砕する消化運動（咀嚼）は，下顎の運動が主体であると考えられるが，広義には，口唇，頬および舌の消化運動も咀嚼に含まれる．また，咀嚼によって種々の口腔の機能が促進される．

咀嚼の目的

① 嚥下しやすいように食物を粉砕する．
② 消化液が作用する食物の表面積を増加させ，また胃やそのほかの消化器の機能を助け，食物が消化されやすいようにする．
③ 食物と唾液とを混和して，食物中の呈味物質を溶出させて，味覚受容器に拡散させ，味覚を起こしやすいようにする．唾液の分泌は味覚に関する働きだけでなく，食塊の形成や輸送に便利なように，食物に適当な湿り気となめらかさとを与える．
④ 咀嚼によって，食物中の揮発性物質を揮発させ，嗅覚を促進させる．したがって，味覚や嗅覚は咀嚼によって亢進される．
⑤ 誤ってあるいは見落して，食物とともに口腔内に侵入した異物を発見する．

咀嚼の意義

① 咀嚼機能の目的を達成するために，食物を粉砕する．
② 咀嚼には，口腔の自浄作用がある．口腔の自浄作用は唾液の分泌，咀嚼および口腔微生物の分解作用などによって行われる．
③ 咀嚼には，糖尿病など生活習慣病の予防効果があるといわれている．
④ 咀嚼系各器官の正常な発育や成長を促し，顔貌を整える働きがある．正常な咀嚼が行われないと，正常な咀嚼力が咀嚼系各器官に加わらないし，また咀嚼系各器官の機能が必要でなくなり，その結果，廃用萎縮に陥る．
⑤ 咀嚼によって脳機能が活性化される．
⑥ 咀嚼によって食欲を満たすことができる．

咀嚼の様式

咀嚼には，かみ切る運動，かみ砕く運動およびすりつぶす運動（臼磨運動）がある．どの運動が行われるかは，食物の種類，性状（大きさや硬さ）あるいは咀嚼系の各器官の機能状態などによって決まる．しかし，一般には，咀嚼のはじめには不規則なかみ切る運動がみられるが，その後一定のリズムですりつぶす運動が現れる．食物が粉砕されて軟らかくなると，下顎の上下運動よりも側方運動のほうが多く行われるようになり，咀嚼中上下顎の歯が咬合接触してから口を開き，再び口を閉じて咬合接触をするまでの運動経路（咀嚼サイクル，咀嚼周期，図 17-1）の運動半径は小さくなる．

図 17-1 正常な咀嚼周期パターンの一例（咀嚼食品：肉サンドウィッチ）

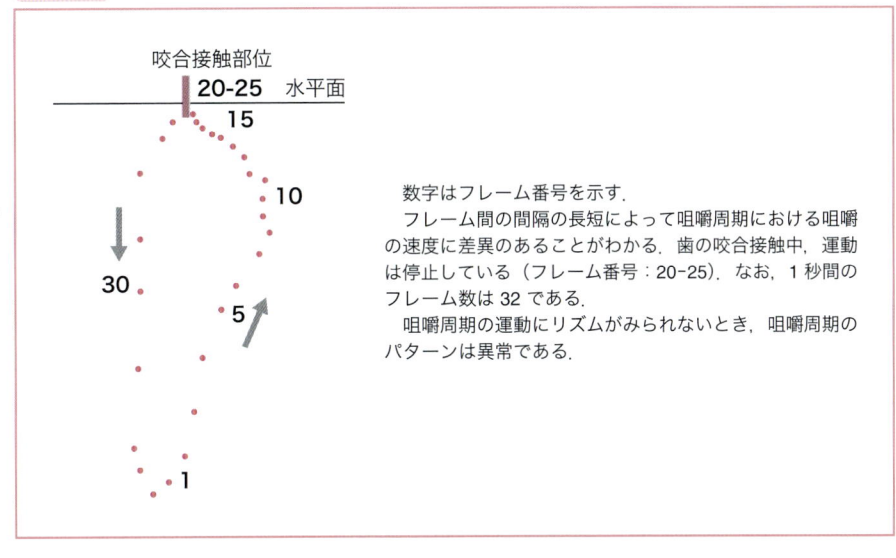

数字はフレーム番号を示す．
フレーム間の間隔の長短によって咀嚼周期における咀嚼の速度に差異のあることがわかる．歯の咬合接触中，運動は停止している（フレーム番号：20-25）．なお，1秒間のフレーム数は 32 である．
咀嚼周期の運動にリズムがみられないとき，咀嚼周期のパターンは異常である．

咀嚼能力

咀嚼能力は，咀嚼系各器官の機能（咬合圧など）を調べるとわかる．しかし，実際に食物を咀嚼させて，その粉砕の可否あるいは程度を測定する方法は，咀嚼能力を直接把握することができる．たとえば，3 g のピーナッツを片側の歯列で 20 回咀嚼して粉砕させ，10 メッシュのふるい（網目の開き：1.680 mm）を通過させて，ピーナッツの全重量（3 g）に対する通過量（重量 g）の百分率で表す．この値を咀嚼値といい，その正常値は 78% である．

また，咀嚼値が 78% でない場合，それを正常値（78%）にするためには，何回咀嚼しなければならないかを求める方法がある．その咀嚼回数（咀嚼能率）は，咀嚼値が正常値以上であれば 20 回よりも少なくなり，正常値以下であると 20 回よりも

多くなる．

咀嚼筋の機能

◆ 解剖学的分類
　① 咬筋（浅部，深部）
　② 側頭筋
　③ 内側翼突筋
　④ 外側翼突筋

◆ 機能的分類
　① 開口筋群：外側翼突筋（下頭），舌骨上筋〔顎二腹筋（前腹），顎舌骨筋，オトガイ舌骨筋〕
　② 閉口筋群：咬筋，側頭筋，内側翼突筋，外側翼突筋（上頭）
　③ 顎の前突運動，後退運動および側方運動をつかさどる筋群
　なお，外側翼突筋収縮時の下顎運動は他の咀嚼筋の収縮の有無によって異なる．
　咀嚼筋の活動状態は筋電図によって知ることができる．

a．閉口運動

　下顎の挙上は，両側の咬筋，側頭筋，内側翼突筋および外側翼突筋（上頭），ことに前三者の協同作用によって行われる．そして，側頭筋や内側翼突筋は主として下顎の位置の維持に関与しており，咬筋はおもに咀嚼力に関係している．

　なお，閉口時には，つねに咬筋よりも側頭筋のほうが，咬筋および側頭筋よりも内側翼突筋のほうが早期にかつ著明に収縮する．

　前歯部でかむと咬筋の，臼歯部でかむと咬筋，側頭筋の活動が活発となる．閉口運動時やかみしめ時の咀嚼筋の収縮は，前者では等張性収縮，後者では等尺性収縮である．かみしめ時の咬筋，側頭筋の活動は，正常咬合者では同期しているが，不正咬合者では同期は認められない．

b．開口運動

　開口運動の開始時には閉口筋群が弛緩する．とくに，開口筋群が活動しなくても下顎骨の重量により開口する．そして開口運動がかなり進行すると，顎二腹筋（前腹）や外側翼突筋（下頭）が収縮をはじめる．

　極端に大きく開口するときには，顎二腹筋のほかに咬筋，側頭筋も活動する．それは咬筋，側頭筋が開口運動によって伸展され，両筋中の筋紡錘が興奮して下顎張反射が起こるからである．

c．前突運動

　両側の外側翼突筋（下頭），内側翼突筋および顎二腹筋の働きによる．口を開かないようにするために咬筋および側頭筋（前部）も働いている．

d．後退運動

両側の側頭筋（とくに，中部，後部）が関与している．外側翼突筋（上頭）や顎二腹筋も活動する．

e．側方運動

同側の側頭筋（後部）と反対側の外側翼突筋（下頭）の活動による．

■ 下顎反射

咀嚼は随意的に行う（随意運動．中枢は大脳皮質運動野，図 17-2）ことができるが，通常は無意識に行われており，咀嚼の基本は反射（下顎反射）である．

a．開口反射

口腔粘膜への非侵害刺激および歯髄，歯根膜，口腔粘膜への侵害刺激によって起こる多シナプスの反射性開口運動である．咀嚼中は，非侵害刺激によって開口する．侵害刺激によって起こる開口反射には，防御反射としての意義がある．

b．下顎張反射

下顎切歯をたたくか，あるいは大きく口を開くかして，閉口筋群を急激に伸展させると口を閉じる単シナプスの反射（自己受容性反射）である．

この反射の生理的意義は筋に一定の緊張を与え，下顎の重量を支えて，下顎を安静位に維持するためのきわめて重要な機構をなしていることである．咬筋中の多くの筋紡錘は咬筋の伸展によって持続的に興奮するが，個々の筋紡錘の興奮の頻度はまちまちで，その興奮の同期性は悪いので，咬筋はスムーズに持続的に収縮する．したがって，下顎はその重量によって下に下がろうとするにもかかわらず，持続的に一定の位置（安静位）を保持することができる．居眠りをすると，この反射が起こらないので，口を開く．

図 17-2 咬合，咀嚼（随意運動）の中枢（体性運動野）

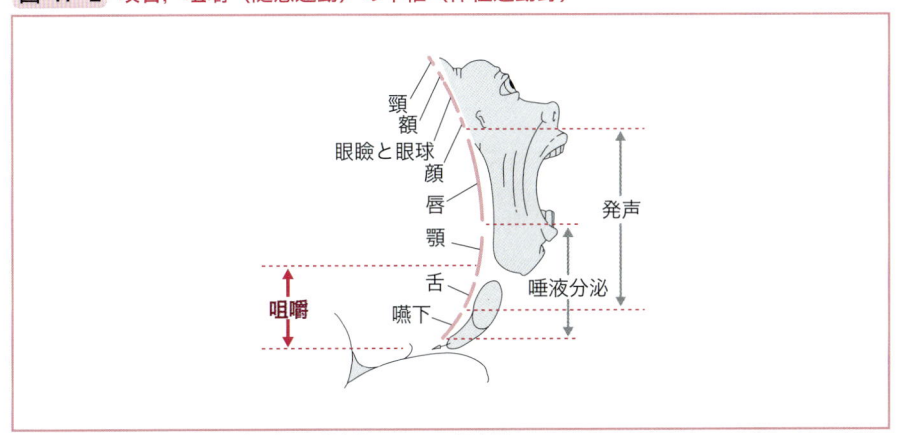

（中野昭一ほか：学生のための生理学，医学書院，1995，一部改変）
（Penfield and Rasmussen：Cerebral Cortex of Man, Macmillan, 1950, 改変）

c．歯根膜咬筋反射

歯根膜の機械的受容器に対する刺激によって，閉口筋（主として咬筋）の活動が一過性に亢進する反射である．すなわち，かみしめ時の閉口運動で，単シナプス反射である．

また，歯に持続性の圧刺激を加えると，咬筋に持続的な活動が誘発される多シナプスの反射がある．これを緊張性歯根膜咬筋反射という．

d．閉口反射　（狭義の閉口反射）

舌背や口蓋の粘膜を軽くこすると，下顎がゆっくり挙上されて口が閉じる反射である．嚥下反射のときの閉口運動はこの反射によって行われる．

■ 咬合力および咀嚼力

咬合または咀嚼によって歯の咬合面に加わる力，咬合力または咀嚼力（咬合面の単位面積当たりの咬合力および咀嚼力を，咬合圧および咀嚼圧という）は，咀嚼筋の筋力（顎間距離に関係がある）が正常であっても，歯根膜の抵抗性（歯根膜の機能的構造と感覚とによって左右される）が低下すると小さくなるが，咀嚼筋の機能が低下しても歯根膜が健全であれば正常である．したがって，咬合力および咀嚼力は歯根膜の機能，とくにその感覚（触覚および痛覚）によって調節されている．このことは，歯根膜に痛みがあるときには，かむことができないという日常の経験からもよく理解できる．

正常歯列の人では，最大咬合力は第一大臼歯が最大で，ついで第二大臼歯，第三大臼歯，第二小臼歯，第一小臼歯，犬歯，中切歯の順に小さくなり，側切歯は最小である．咬合力の大きさのこの序列は男性でも女性でもまた年齢によっても変わりはない．なお，第一大臼歯と第二大臼歯との間の差はそれほど著明ではなく，被検者によっては，第二大臼歯の咬合力のほうが大きい場合もある．

顎間距離がある大きさ以上になると，咬合力はかえって小さくなる．たとえば，顎間距離が 10 mm のときには第一大臼歯で咬合力は 39 kg，20 mm では 12 kg である．また切歯部と臼歯部とでは，最大咬合力を発揮する顎間距離が異なる．

表 17-1　健全正常天然永久歯の咬合力（kg，20 歳代）*

	左　側	右　側
中切歯	15.50	15.66
側切歯	14.98	15.46
犬　歯	26.60	27.74
第一小臼歯	39.28	39.50
第二小臼歯	47.78	48.60
第一大臼歯	64.26	66.90
第二大臼歯	60.22	59.64

＊上下顎歯間距離 13 mm で，抵抗線歪計式咬合力測定装置をかませて測定する．

第三大臼歯以外は，咬合力は15〜20歳で最大となり，以下増齢的に低下する．なお，性差は10歳ぐらいになると現れる．

咬合力および咀嚼力は歯および歯周組織に対して，垂直ストレスおよび水平ストレスとして作用する．そして，垂直方向に働く咬合力は広範囲に分散される．これに反して，水平方向への力は歯根膜の表面のある1点に集中し，歯根膜を圧縮あるいは引っ張る力となる．

総義歯を装着する年齢層における総義歯装着者の咬合力は，前歯部では天然歯列者の1/2〜1/3，また臼歯部では1/4〜1/8である．ときには，1/10〜1/20のこともある．また，義歯装着者の最大咬合力は，一般に天然歯列者の咬合力の15%である．

口唇，頰，舌および口蓋の生理機能

口唇，頰，舌および口蓋には，口腔の粘膜としての機能のほかに，食物の摂取，吸引，咀嚼，嚥下および談話などの諸機能の補助運動としての重要な働きがある．

舌および口蓋の前方部は主として咀嚼に，後方部は主として嚥下に関与している．

頰および口唇の運動は，顔面の表情に関与している．口唇，頰および舌の正常な運動および歯に対する口唇，頰および舌の圧のバランスは歯列を正常な位置に維持し，顔面を正常に発育させるための大切な要素である．

義歯装着者では，口唇，頰および口蓋は義歯の保持に関与している．

歯に対する口唇圧，頰圧および舌圧

安静咬合時の各歯に対する口唇圧および舌圧の大きさには，次のような関係がある．しかし，どの部位の圧も被検者によって変動がある．

① 上顎の切歯部および大臼歯部＞下顎の切歯部および大臼歯部
② 上顎小臼歯部＝下顎小臼歯部
③ 上顎小臼歯部＞上顎の切歯部および大臼歯部
④ 舌圧＞口唇圧

なお，開咬患者では，口唇圧に比べて，過度の舌圧が上顎切歯に加わり，正常者の約2倍となる．しかし，上口唇圧は正常者の約65%に過ぎない．開咬以外の不正咬合患者でも，口唇圧よりも舌圧のほうが大きい．

吸啜（吸啜運動）

　吸啜とは，乳児にみられる母乳を摂取するための合目的的な行動で，生命を維持するために必要な原始反射であり，最も重要な生理現象である．乳首などが口唇を通って口蓋（吸啜窩）を刺激すると，舌で刺激物を包み込み，舌を口蓋に押しつけるようにしてリズミカルな吸啜を開始する．

　吸啜時の下顎の固定には，新生児では，おもに顔面神経支配の顎二腹筋後腹，頬筋，口輪筋などの顔面筋が活動する．

　吸啜反射の中枢は咀嚼中枢と同様に延髄にあり，嚥下や呼吸中枢との機能的連携を保っている．この吸啜運動は，生後9か月前後で咀嚼運動に変わっていく．

　吸啜運動は下顎や舌が協調して行うリズミカルな口腔運動で，次のような経過をたどる．

① 上下の口唇と顎堤により乳房先端部を大きくくわえ，口腔内にしっかりととらえる．
② 乳輪部に固定された口唇と舌尖とにより口腔前方を閉鎖し，口腔内の気密性を高める．
③ 乳房先端部（乳首）を舌の表面に当てて，吸啜窩に押しつける．
④ 顎の挙上によって乳房先端部を圧縮する．
⑤ 顎と舌の下降によって口腔内を陰圧にする．
⑥ 舌の波状運動によって乳汁の射出を促す．

図 17-3 吸啜時の乳頭と口唇・舌の状態

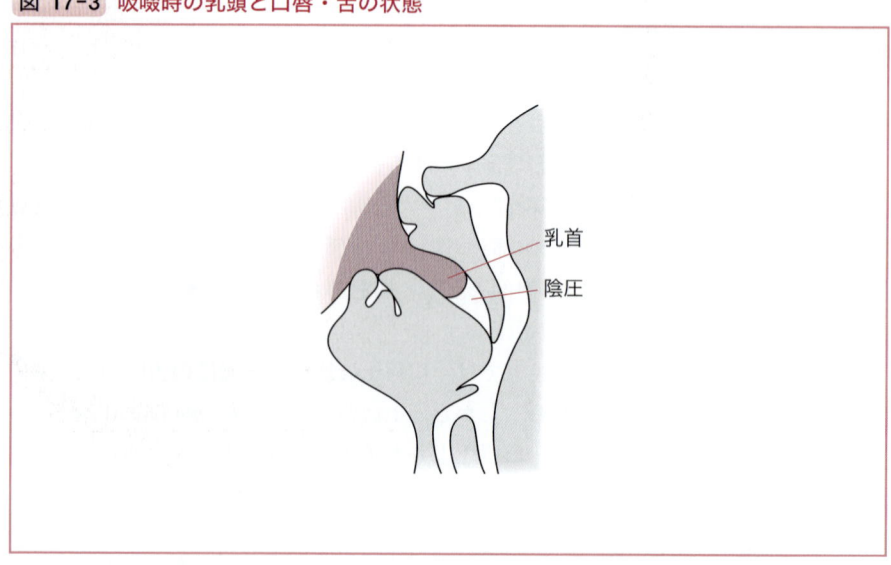

吸啜には舌の働きが重要で，乳首をしごくような波状運動が特徴である．舌と口蓋とで囲まれた空間の容積変化に伴って陰圧（50〜250 mmHg）が発生し，乳汁がほぼ連続的に口腔内に射出される．1回の吸啜時間は平均 0.6〜0.8 秒であり，顎はすばやく閉口し，ゆっくりと開口する．すなわち，圧縮相（口輪筋が働き，次いで咬筋，側頭筋が働く）は短く，陰圧相（口輪筋，舌骨上筋群が活動する）は長くなる．口腔内にためられた乳汁は嚥下される．嚥下にはおもに口輪筋，舌骨上筋群が活動している．嚥下時には，乳児でも軟口蓋は咽頭後壁に接して気道を閉鎖し，呼吸を抑制して乳汁を飲み込むが，呼吸抑制が非常に短時間であるため，呼吸と同時に嚥下が行われているようにみえる（図 17-3）．

18 嚥下および嘔吐

■ 嚥下（嚥下反射）

　口腔内に摂取された食塊などが咽頭および食道を経て，胃の中に送り込まれる現象で，3つの相からなる（図18-1）．口腔相以外は反射（**嚥下反射**．中枢は延髄）である．

◆ **口腔相**

　口腔から咽頭に送られる時期．随意運動．中枢は大脳皮質運動野（図18-2）．

　口腔底の挙上と舌が硬口蓋を前方から後方に圧していく運動とによって，食塊は舌の上を後方に送られ，次いで，後下方に下げられた舌根の上を食塊がすべり落ちて咽頭に向かう．

◆ **咽頭相**

　咽頭に入った食塊によって，咽頭後壁，口蓋帆，舌根の粘膜が刺激され，嚥下反射によって食道に入る時期．次の4つの運動がうまく調節されている（図18-3）．

　① 咽頭腔と口腔との連絡遮断

　　　舌の後退と舌口蓋弓の収縮とによって行われる．

　② 咽頭腔と鼻腔との連絡遮断

図18-1 嚥下運動による食塊の移送機序

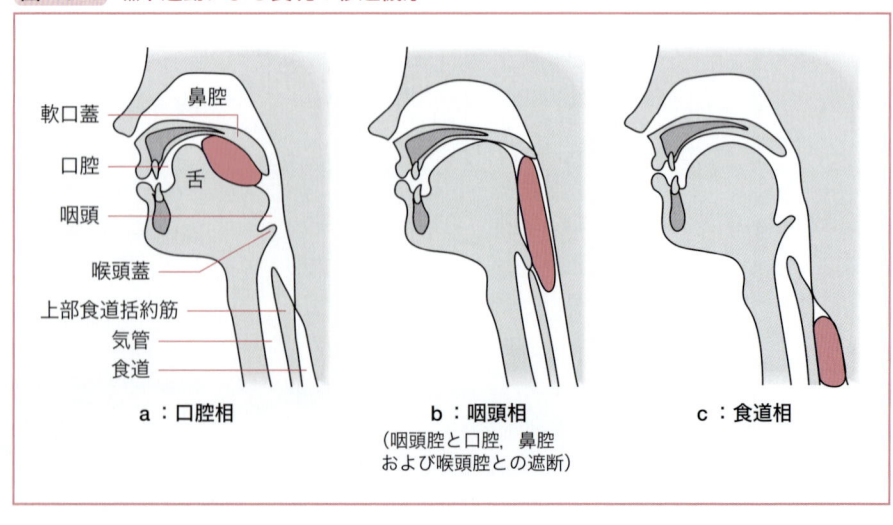

a：口腔相　　b：咽頭相（咽頭腔と口腔，鼻腔および喉頭腔との遮断）　　c：食道相

図 18-2　嚥下（口腔相における随意運動）の中枢（大脳皮質体性運動野）

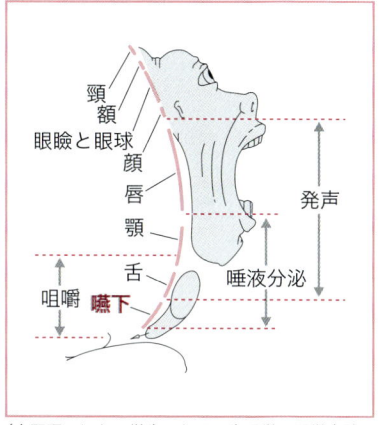

図 18-3　安静呼吸時の空気の通路（左）および嚥下時の食塊の通路（右）

（中野昭一ほか：学生のための生理学，医学書院，1995，一部改変）
（Penfield and Rasmussen：Cerebral Cortex of Man, Macmillan, 1950，改変）

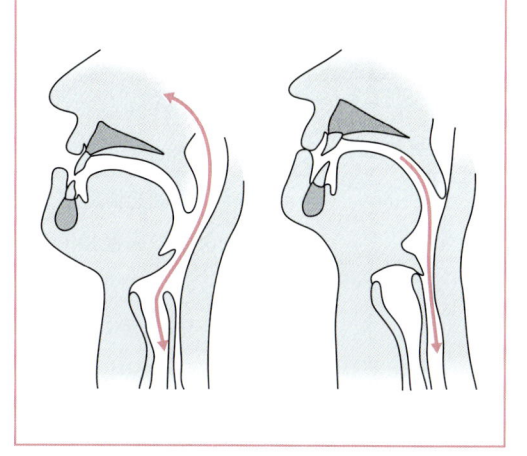

軟口蓋，口蓋垂および口蓋帆を挙上するとともに，咽頭耳管ヒダが咽頭腔に突き出される．このとき，耳管咽頭口が開き，中耳の鼓室と外界とが通じて，鼓室内の圧と大気圧とが等しくなる．

③ 咽頭腔と喉頭腔との連絡遮断

舌根を後下方に引くとともに，舌骨と喉頭とが前上方に挙上され，喉頭は舌骨に近づく．このとき，下顎は閉口反射によって最後退位または最後退位に限りなく近い位置（嚥下位）で咬合接触して，上顎に固定される．喉頭蓋も後下方に押されて，喉頭の入口を閉じる．両側の声帯は近づいて声門を閉じる．このとき，呼吸は 1～2 秒間停止する（嚥下性無呼吸）．これは呼吸中枢からの抑制の結果である．

④ 咽頭喉頭部への食塊の輸送

喉頭が挙上され，咽頭喉頭部の後壁が後方に引かれて咽頭喉頭部に約 35 mmH$_2$O の陰圧が生じ，食塊が咽頭部に入りやすくなる．咽頭粘膜に対する食塊の刺激によって食道上部の輪状筋は反射的に弛緩している．同時に咽頭壁を収縮させる筋が上方から下方に順次収縮するので，嚥下圧が働き，食塊は食道の入口に達する．

◆ 食道相

食塊が食道を通過して，胃に入るまでの時期．

食塊が食道の入口に達すると反射的に食道に蠕動が起こる．蠕動は食道の下部ほど著明で，蠕動によって食塊は食道の下端まで送られる．また，食道粘膜の機械的刺激による局所反射も生ずる．食道における食塊の輸送の原動力は嚥下圧，蠕動および食塊の重量と大きさである．

無歯顎者における嚥下

　天然歯列者では，嚥下時の咀嚼筋や顔面筋を収縮させて下顎を固定するが，その活動は調和がとれており，同期している．

　無歯顎者では調和を欠き，顔面筋のほうが先に収縮する．口輪筋とオトガイ筋との活動も顕著である．

　嚥下時に下顎を固定させるために，口唇を緊張させ，舌とくに舌尖部あるいは舌縁部を上下顎の歯槽頂間に挿入させると嚥下しやすくなる（図 18-4）．

図 18-4 無歯顎者における嚥下時の舌（舌尖部）の位置

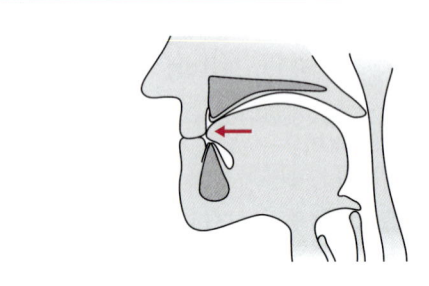

異常嚥下

　嚥下中の舌運動の異常（異常嚥下）は，開咬のような不正咬合を起こさせる原因となる．不正咬合患者の 60〜80％以上に，嚥下中の舌や顔面筋の異常な運動（舌の前突としかめつら）がみられる．

　異常嚥下は，開咬あるいは過蓋咬合のどちらかを伴う上顎前歯前突のほかに，上顎歯列弓の狭窄，上下顎前歯の正中離開，口腔周囲諸筋の緊張を示す下顎前歯の舌側転位などを起こす原因となる．したがって，異常嚥下は不正咬合の診断，治療および予後の判定などのときに十分考慮しなければならない．

誤嚥およびその予防

　脳出血や脳梗塞では，手足の運動麻痺と同様に，摂食や嚥下の機能異常がみられ，誤嚥性肺炎が発症することがある．リハビリは手足の運動だけでなく，口腔機能についても実施することが必要である．

　歯科の治療時に，リーマー，注射針あるいはインレーなどを誤って舌の上に落とすと，患者はそれを反射的に嚥下してしまうことがある．この事故は舌と口蓋の間

にガーゼを広げておくことによりある程度防ぐことができる．

また，上顎の印象をアルギン酸や石膏などで採得する場合，印象材が多過ぎたり，印象操作がつたないと，印象材が咽頭のほうに流れ込み，患者が吐き気を催したり，嘔吐したりすることがある．

嘔吐（嘔吐反射）

嘔吐は胃や腸の内容物を，食道および口腔を経て口腔外に排出する反射性運動である．

嘔吐は，消化管内の有害物質を排除するための生体の防御反射であるが，つねに合目的的とはいえず，迷路刺激（乗り物酔い），つわり，激しい咳，激しい腹痛，脳圧亢進，薬物の副作用，悪臭，精神的緊張などによっても生ずる．

嘔吐は，舌根，咽頭，胸元に投射する特有な不快感，すなわち悪心（吐き気）を伴う．また，自律神経機能にも異常が生じ，唾液分泌亢進，瞳孔散大，顔面蒼白，発汗などが起こる．

嘔吐は，次の経過をたどる．

① 深呼吸にはじまり，ついで声門は閉じて誤嚥を防止する．
② 横隔膜と腹筋とが強く収縮する．同時に胃体および食道括約筋が弛緩し，胃幽門部からの逆蠕動が噴門部に達して，内容物が口腔側のほうに押し込まれる．呼吸は，深い吸息から呼息に切り替わる．
③ 横隔膜と腹筋とが収縮して腹腔内圧を著しく高める（約 100 mmHg にも達する）．この圧により胃は圧迫されて胃の内容物は食道を逆行し，口腔から外へ吐き出される．この時期，鼻咽腔閉鎖がみられ，上気道は吐物から防御される．また幽門は閉じているが，嘔吐が何度も続いて起こるときには，幽門も開いて，十二指腸の内容物も吐き出される．

嘔吐では，噴門が開くことが必要で，胃の収縮がなくても噴門が開いただけで嘔吐は行われる．排便のときも腹腔内圧は高まるが，噴門は開かないから嘔吐は起こらない．なお，乳幼児では胃食道括約筋の発育が不十分なため，胃内容は口腔外に逆流しやすい．

口腔後部や咽頭部の刺激は，吐物を伴わない嘔吐様の絞扼反射も誘発する．絞扼反射は嘔吐と類似しているが，吐物を伴わないだけでなく，自律神経性の応答が少なく，開口度も小さいなどの特徴がある．

19 唾液腺および唾液

唾液腺の構造

　唾液腺は口腔に開口している外分泌腺で，その分泌液（唾液）は食物の消化作用を有するほか，口腔の環境液として，口腔における種々の生理機能や疾患と密接な関係があることはもちろん，全身の機能との関連性も無視することはできない．唾液腺には，大唾液腺（耳下腺，顎下腺および舌下腺）と口腔粘膜の各部に散在している小唾液腺（口腔腺）がある．

　耳下腺は，耳介の下前方に脂肪組織とともに存在していて，柔軟性に富んでいる．排泄導管は上顎第二大臼歯に対応する頬粘膜に開口している．顎下腺は，顎下三角に位置し，耳下腺組織よりも硬い．ほとんどの場合，排泄導管は1本で，舌下小丘に開口している．また，舌下腺は顎下腺に近接して存在しており，その排泄導管は舌下小丘に開口するものと舌下ヒダに開口するものとがある．

　唾液腺は腺房（部）細胞および導管（部）細胞からなる．ヒトでは腺房（部）細胞は，耳下腺では漿液細胞，顎下腺および舌下腺では漿液細胞および粘液細胞からなる混合腺である．ただし，顎下腺では漿液細胞が，舌下腺では粘液細胞が多い．小唾液腺（口唇腺，頬腺，舌腺，口蓋腺および臼歯腺）のほとんどすべては粘液を，舌腺の一種であるエブネル腺だけは漿液性唾液を分泌する．

図 19-1　唾液腺の構造（模式図）

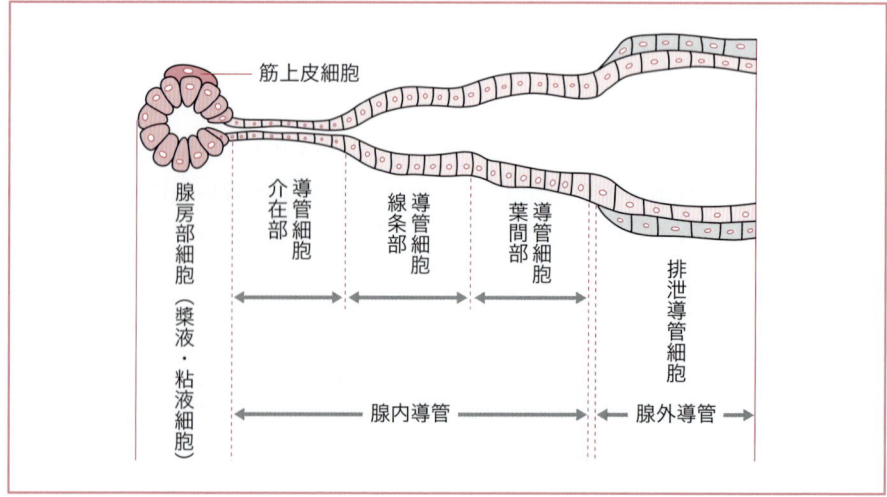

導管（部）細胞には，腺内導管（部）細胞および腺外導管（部）細胞または排泄導管（部）細胞がある．なお，腺内導管は介在部，線条部および葉間部からなる（図 19-1）．

唾液の分泌

1 分泌唾液の種類

ヒトでは，分泌刺激が明らかに認められなくても，いつも少量の唾液がたえず分泌している（安静唾液または非刺激唾液）．

明らかな刺激によって分泌する唾液（反射唾液または刺激唾液）には，無条件反射によるものと条件反射によるものがある．無条件反射唾液は味覚刺激，口腔における触（圧）刺激，温熱刺激および痛覚刺激によって分泌する．条件反射唾液は食物を見たり，食物のにおいをかいだりしたときに分泌する唾液である．しかし，条件反射唾液量は少量である．

そのほか，副交感神経（刺激）唾液および交感神経（刺激）唾液という分類がある．前者ではさらっとした唾液が多量に，後者ではねばねばした唾液が少量分泌される．また，純唾液ならびに混合唾液，全唾液，貯留唾液および吐き出し唾液という分類もある．

2 唾液の生成

唾液の組成のうち，水分とイオンとは血液に由来する．すなわち，血液中のイオンが腺房細胞を介して腺腔に移行すると，腺腔の浸透圧が上昇し，そのために血液中の水分が腺腔内に流入する．また，腺房細胞内に貯留した水分は，拡散によって腺腔に出る（原唾液）．

腺内導管各部の細胞には，原唾液中へ水およびイオンを分泌したり，あるいは原唾液の水やイオンを再吸収したりする働きがあるので，原唾液が導管を通って口腔に分泌される間に，その組成は少しずつ変化を受けて，いわゆる分泌唾液（最終唾液）の組成となる．すなわち，腺内導管から原唾液中に K^+，HCO_3^- が分泌され，Na^+，Cl^- が再吸収される．したがって，最終唾液の K^+，HCO_3^- の濃度は血漿中濃度よりも高く，Na^+，Cl^- の濃度は血漿中濃度よりも低くなり，最終唾液の浸透圧は血液よりも低張となる（図 19-4）．

唾液の有機成分の大部分は腺房細胞および導管細胞内で合成されたものである．しかし，タンパク質，酵素あるいはホルモンのうちのあるものは，血液やリンパ液から腺組織を通過して，唾液中に移行した成分である．

3　唾液の分泌刺激および分泌神経

　唾液分泌は，神経性の分泌だけであり，ホルモンは関与していない．現在，唾液分泌にのみ関係している消化管ホルモンは認められていない．
　唾液の分泌刺激は，一般に，味刺激，口腔粘膜や歯（歯根膜）に対する機械的刺激および温熱刺激である．三叉神経，顔面神経，舌咽神経および迷走神経などがその求心性神経である．
　唾液の分泌神経は副交感神経および交感神経である（図19-2）．

a．副交感神経

◆ 耳下腺

　延髄の下唾液核から出た節前ニューロンは，舌咽神経，鼓室神経および小浅錐体神経を経て，耳神経節でニューロンを換える．節後ニューロンは耳介側頭神経を経て，耳下腺に達する．

◆ 顎下腺・舌下腺

　延髄の上唾液核から出た節前ニューロンは，顔面神経，鼓索神経および舌神経を経て，顎下腺あるいは舌下腺の近くにある顎下神経節でニューロンを換える．節後ニューロンはそれぞれの腺枝として，顎下腺および舌下腺に分布する．

b．交感神経

　第1〜第4胸髄から出た節前ニューロンは，脊髄前根を通り，白交通枝を経て，上頸神経節でニューロンを換える．節後ニューロンは外頸動脈に沿って進み，耳下

図 19-2　唾液腺の神経支配

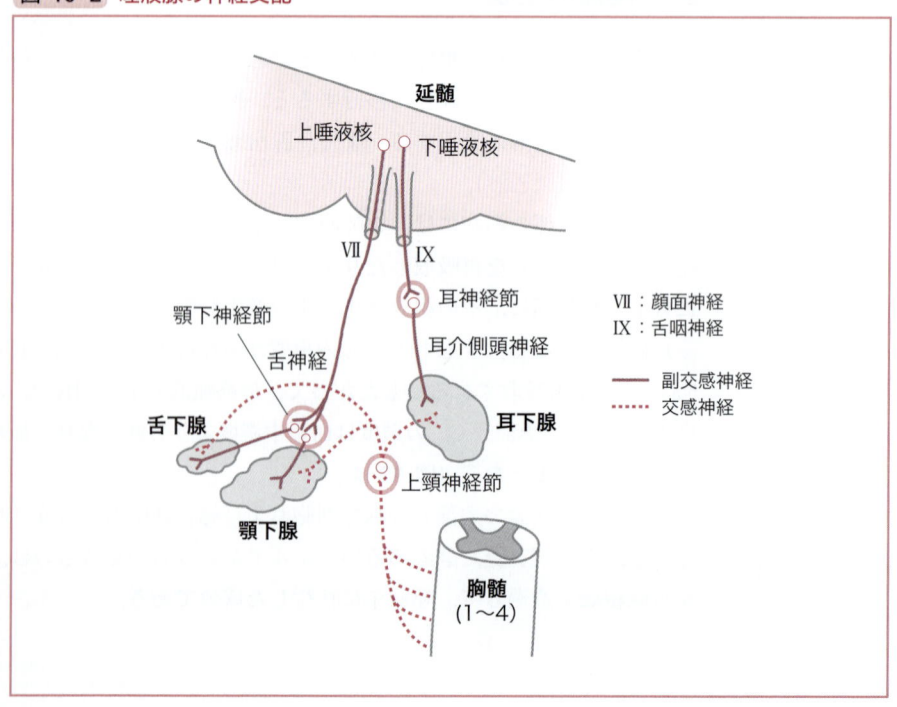

腺，顎下腺および舌下腺に達する同名の動脈枝とともに，それぞれ各唾液腺に分布している．

c．唾液の分泌中枢

副交感神経性唾液の分泌中枢は延髄の上唾液核（顎下腺，舌下腺）および下唾液核（耳下腺）に，交感神経性唾液の分泌中枢は第1〜第4胸髄に存在している（図19-2）.

これらの分泌中枢よりもさらに高位の中枢，すなわち①視床下部，②大脳辺縁系（とくに海馬，梨状葉および扁桃体）ならびに③口腔の消化機能に関係がある大脳皮質の体性運動野（図19-3）が延髄，脊髄の両唾液分泌中枢を介して，唾液分泌に影響を与えている．

図 19-3 唾液分泌に関与する大脳皮質の中枢（体性運動野）

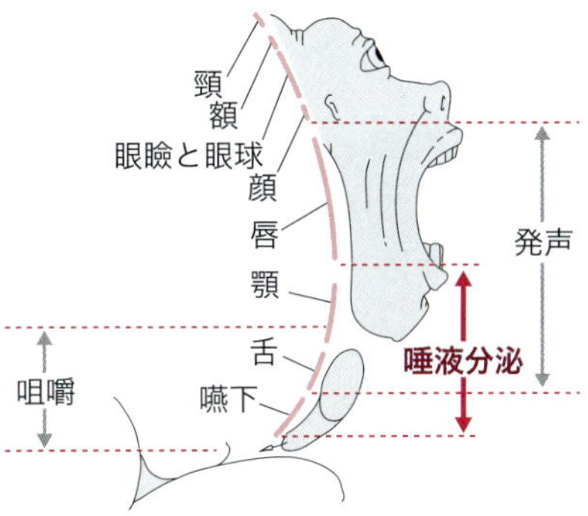

（中野昭一ほか：学生のための生理学，医学書院，1995，一部改変）
（Penfield and Rasmussen：Cerebral Cortex of Man, Macmillan, 1950, 改変）

唾液の性状および組成

ヒトの唾液分泌量は1日平均0.5〜1.5 l である．安静唾液，反射唾液の分泌量は，分泌刺激および腺の種類によって異なる．また，日内変動，年内変動および年齢変動が認められる．

安静混合唾液の分泌量は，夜間に少なく，昼間に多い．夜間睡眠時間には唾液分泌中枢の興奮性が低下しているからである．耳下腺安静唾液の分泌量は，冬では多く，夏には減少し，春および秋には冬と夏との中間の分泌量を示す．また，3〜4歳ではきわめて多く，以後8〜9歳までに急激に低下する．これは，自律神経の働きに対する大脳皮質からの抑制作用が増齢とともに強くなるからである．

- 覚醒時の安静唾液の分泌量：顎下腺＞耳下腺＞舌下腺
- 弱いあるいは中等度の酸刺激時（味覚唾液反射）の分泌量：
  顎下腺≧耳下腺＞舌下腺

図 19-4 ヒトの耳下腺唾液中のイオン濃度と唾液分泌速度との関係および血漿中のイオン濃度

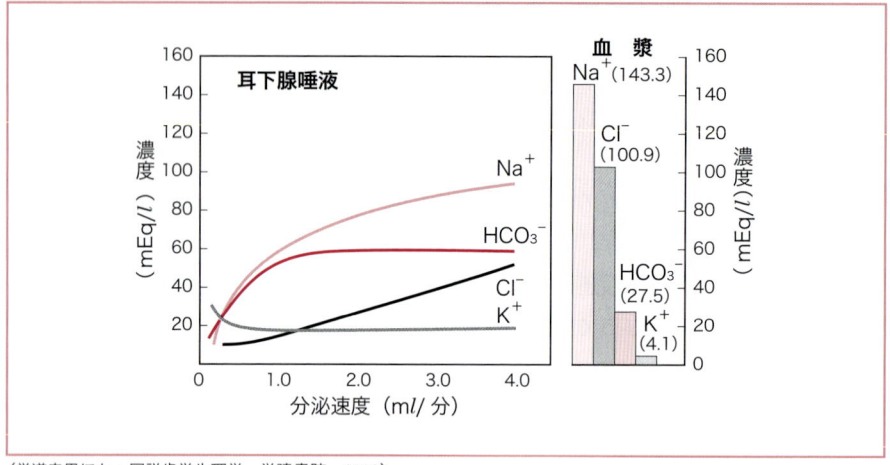

(覚道幸男ほか：図説歯学生理学，学建書院，2003)

・強い酸刺激時および食物咀嚼時の分泌量：耳下腺＞顎下腺＞舌下腺
　基本味のうちでは，酸による唾液分泌量が最も多い．

　食物を摂取すると，咀嚼側の耳下腺唾液の分泌が促進される．反射唾液分泌に対して上位中枢が修飾作用を及ぼすとともに，食物を咀嚼すると視床下部，扁桃体および大脳皮質が活動し，同時に口腔からの感覚情報がこれらの上位中枢に達してその活動が高められる結果である．

　唾液の 99％以上は水分である．色調は無色透明で（やや白濁を示すこともある），適度の粘性をもっている．比重は水よりもわずかに大きく（1.004〜1.009），浸透圧は血液よりも低い（低張液）．

　唾液の pH（6.0〜8.0）は $NaHCO_3$ 濃度に，その緩衝作用は主として炭酸・重炭酸緩衝系に依存している．耳下腺の安静唾液では弱酸性，反射唾液では弱アルカリ性である．これは，HCO_3^- の濃度が分泌速度に比例して増大するからである．ただし，分泌速度がさらに増大すると一定値となる（図 19-4）．

　耳下腺唾液中の Na^+，Cl^- の濃度は，唾液分泌速度に比例して増加し，K^+ の濃度は，分泌速度が小さい場合を除き，分泌速度が増大すると一定値となる（図 19-4）．

　ヒト唾液の組成を**表 19-1** に示す．

表 19-1 ヒト唾液の組成

唾液の組成	測定値*	唾液の組成	測定値*
固形物		パントテン酸	0.08 μg/ml
総　量	300〜800 mg%	ピリドキシン	0.6 μg/ml
有機質	130〜380 mg%	リボフラビン	0.05 μg/ml
灰　分	55〜370 mg%	サイアミン	0.2〜1.4 γ%
Ca	5.01%	ビタミン B₁₂	0.00015〜0.0005 γ/ml
Cl	18.35%	ビタミン C	0.0〜0.4 mg%
Mg	0.15%	ビタミン K	0.15 μg/ml
P	18.84% 〉100%	N	
K	41.71%	総 N	42〜100 mg%
Na	9.59%	タンパク質 N	23〜88 mg%
硫酸塩	6.35%	非タンパク質 N	6〜40 mg%
Ca	2〜11 mg%	アミノ酸 N	1〜6 mg%
Cl	30〜145 mg%	アンモニア N	0.27 mg%
K	30〜95 mg%	尿素 N	0〜7 mg%
Na	1〜65 mg%	P	
Co（反射唾液）	0〜12 μg%	総 P	15〜25 mg%
Cu（反射唾液）	10〜47 μg%	無機 P	6〜22 mg%
F	0.08〜0.25 ppm	有機 P	
I	3.5〜34.0 γ/100 ml	総有機 P	0.5〜10.0 mg
Fe	0.0〜0.6 γ/g	酸可溶性 P	1〜8 mg%
Mg	0.1〜0.7 mg%	酸不溶性 P	±
S	3〜20 mg%	アンモニア	1〜25 mg%
SCN	0〜30 mg%	タンパク質	140〜640 mg%
アポフェリチン	55 milliunit/ml	糖　質	固形物総量の 3.5%
アミラーゼ	0.4 g/l	コレステロール	3〜50 mg%
抗生物質	?	クエン酸	0〜2 mg%
ビタミン		クレアチニン	0.5〜2.0 mg%
B-類		尿　素	14〜75 mg%
ビオチン	0.008 μg/ml	尿　酸	0.5〜4.0 mg%
葉　酸	0.0001 μg/ml	還元物質	ブドウ糖の 10〜30 mg に相当
ナイアシン	0.03 μg/ml		

＊とくに断らないかぎりは，安静唾液についての値である．

唾液および唾液腺の生理作用

◆ 化学的消化作用

唾液アミラーゼ（プチアリン）は，デンプンをマルトース（麦芽糖）にまで分解する．

◆ 咀嚼（機械的消化）の補助作用

唾液は食物を湿らせて粉砕しやすくし，また食塊の形成や嚥下を容易にする．

◆ 円滑作用

口腔粘膜を湿潤させて，咀嚼，発音，発声および談話の各運動をスムーズにする．

◆ 溶媒としての作用

食物中の呈味物質を溶解させて，呈味物質が味蕾の味細胞に反応しやすいようにしている．この作用は水分の少ない食品に対してとくに有効である．

◆ **歯および口腔粘膜に対する保護作用**

　唾液中のタンパク質（とくにムチン）は歯と口腔粘膜上とを覆って，歯や口腔粘膜が機械的な損傷を受けることを防いでいる．

　唾液中のカルシウムはエナメル質に沈着して，歯質を強化する．

◆ **洗浄作用**

　咀嚼中あるいは咀嚼直後の唾液分泌は，食物残渣が歯や口腔粘膜に停滞残留することを防いでいる．

◆ **殺菌作用および抗菌作用**

　唾液中には，ロダンおよびヨウ素をはじめ，リゾチーム，（ラクト）ペルオキシダーゼ，ラクトフェリンおよび唾液分泌型免疫グロブリンAなどが含まれている．

　血液中の薬物（抗菌薬など）も唾液中に分泌される．

　なお，唾液分泌型免疫グロブリンAの量は，急性ストレスで増加し，慢性ストレスで減少する．また，高齢者においては齲蝕の発生や歯の喪失と関連しているといわれている．

◆ **緩衝作用と希釈作用**

　口腔内で産生され，また口腔内に侵入した酸（特殊な職業従事者にみられる）やアルカリは唾液で中和されたり，希釈されたりする．

◆ **排泄作用**

　唾液腺には，血液中の常在成分あるいは臨時成分（異物）を唾液中に排泄する作用がある．水銀，鉛および蒼鉛などの重金属類が唾液中に排泄されたときには，歯肉に特有な沈着線が認められる．

唾液と歯科臨床

　分泌した唾液は，口腔に貯留するし，口腔環境液としての働きがある．

　この口腔環境液には，唾液の正常成分のほかに，食物残渣，細胞の脱落片あるいは微生物などが含まれている．このような組成は，口腔における正常機能はもちろん，種々の病的変化も忠実に反映して変動するので，唾液は口腔疾患および口腔に関連した全身疾患に，きわめて密接な関係をもっている．

1　唾液と齲蝕

　齲蝕症はエナメル質表面に付着した齲蝕細菌が産生する酸によって，エナメル質が脱灰される疾患であるから，齲蝕が発生するためには，何よりもまず齲蝕細菌が歯面に付着することが必要である．齲蝕細菌の歯面への付着停滞には，唾液（糖）タンパクが次のような重要な役割をはたしている．

① 唾液タンパクのある種のものは，エナメル質と非常に結合（吸着反応）しやすいので，萌出後の歯のエナメル質を膜状に覆って（獲得被膜の形成），齲蝕細菌

が歯面に付着停滞することを助けている．
② 唾液中のカルシウムイオンは，萌出直後の歯の表層エナメル質に沈着して，その硬度を高め，歯質の耐酸性を強める．この現象をエナメル質の成熟という．また，カルシウムイオンは，エナメル質の初期齲蝕部に沈着して，再石灰化を起こし，齲蝕の進行を抑制する．
③ 非常に粘性の強い唾液タンパクは齲蝕細菌を歯面に直接付着させる．

2　唾液と歯周疾患

歯周疾患患者の唾液中のグルクロニダーゼ，ホスファターゼおよびヒスタミンなどの濃度は，歯周疾患の炎症の強さや歯槽骨の吸収の大きさに比例し，それを定量すると疾患の経過や予後を判定できる．

歯周炎は現在では口腔常在（病原）微生物に起因する感染症であり，過剰な免疫反応による疾患であると考えられている．したがって，唾液中のリゾチーム系酵素および唾液分泌型免疫グロブリンAなどは歯周組織に病原微生物が感染することを防ぎ，歯周炎を自然予防している．

3　唾液と全身性疾患

◆ シェーグレン症候群

唾液腺や涙腺の分泌低下によって口腔の著しい乾燥，舌炎，唾液腺の肥大および角膜炎が認められる全身性の結合組織性疾患（膠原病，自己免疫疾患）の一種で，唾液腺組織が特異的に侵されるものと考えられている．そのため，リウマチ様関節炎，全身性エリテマトーデス（紅斑性狼瘡）や結節性動脈周囲炎などの疾患と合併症を起こすことが多い．

4　唾液と口呼吸

a．口呼吸

口腔は気道の一部として，呼吸に関与している．口腔を介して行われる呼吸を口呼吸という．なお，鼻腔を介する呼吸は鼻呼吸である．歯科臨床では，口呼吸あるいは鼻呼吸と発音されている．

鼻中隔彎曲症，鼻閉塞やアデノイドなどがあって，鼻呼吸ができなくなると，主として口呼吸だけしか行えなくなるから，開口状態になり，口腔乾燥や次のような不正咬合が誘発される．

① 下顎遠心咬合：開口筋によって下顎が後下方に引っ張られて生ずる．
② 上顎前歯前突：開口に伴って口輪筋が弛緩している結果，歯に対する舌圧が大きくなり，前歯が前突する．
③ 狭窄歯列弓：開口に伴って頰部の筋が収縮し，その結果，臼歯部が内方に圧せ

られて起こる．

b．口腔乾燥（口内乾燥）

口腔乾燥は次のような原因によって起こる．

① 口呼吸．
② 唾液腺疾患による唾液分泌の減退．
③ 唾液腺疾患以外の原因（薬物中毒や脳炎，脳腫瘍やノイローゼ，ヒステリーなどの神経障害や神経疾患）による唾液分泌障害．
④ 全身的脱水状態や全身疾患（熱性疾患，下痢，糖尿病，尿崩症や内分泌障害）．

口腔乾燥においては，口腔粘膜に炎症がみられ，口腔はねばねばになり，唾液による洗浄作用が低下し，その結果，口腔の灼熱感や疼痛，口臭，味覚異常，味覚障害，嚥下障害，胃腸障害，しゃがれ声，かぜ，肺炎の原因となる（口腔乾燥症，ドライマウス）．

c．口　臭

口臭は，起床時，空腹時，飲食時，緊張時，喫煙時，生理時，更年期，老年期などに生理的に認められる（生理的口臭）．

病的には，口呼吸，口腔乾燥，齲蝕，歯周疾患，義歯装着，消化器疾患，呼吸器疾患，糖尿病などで発症する（病的口臭）．

口呼吸および口腔乾燥に伴う口臭は，貯溜唾液中のタンパク質（剥離した口腔粘膜上皮細胞，死滅した口腔微生物および食物残渣などに由来する）が口腔細菌によって分解された結果生ずる（原因物質はメチルメルカプタン，硫化水素，ジメチールサルファイドなどの揮発性硫化物）ものである．

口臭は，本人には感じられるが，他人には感じられないもの（仮性口臭症）と，また，自身で口臭の有無を強く意識して心因性（一種の神経症）に悩む場合（口臭恐怖症）がある．

Memo

20 口腔感覚

　歯や口腔粘膜には，他の体表面と同様に，外来刺激が加わる機会が多いので，表面感覚がよく発達している．また，食物の味を感受して，広義の栄養をつかさどるために，味覚（特殊感覚）がある．そのほか，深部感覚（運動感覚および位置感覚）がみられる．

　歯のエナメル質には感覚はなく，象牙質，歯髄への触刺激および温冷刺激，歯根膜への温冷刺激はすべて痛覚となる．痛覚については，p.154〜157 参照．

　なお，ここで述べる表面感覚の受容器の種類および一般的性状は躯幹の表面感覚においても認められる．

■ 口腔粘膜の感覚（表面感覚）

　表面感覚の受容器には，機械受容器，温度受容器および侵害受容器がある（図20-1）．

◆ 機械受容器（触覚受容器および圧覚受容器）
① マイスネル小体：皮膚の表層にある速い順応を示す機械受容器．
② ルフィニ小体：爪の付近や感覚毛の毛嚢部皮膚の深層にある遅順応性機械受容器．

図 20-1　表面感覚受容器の分布

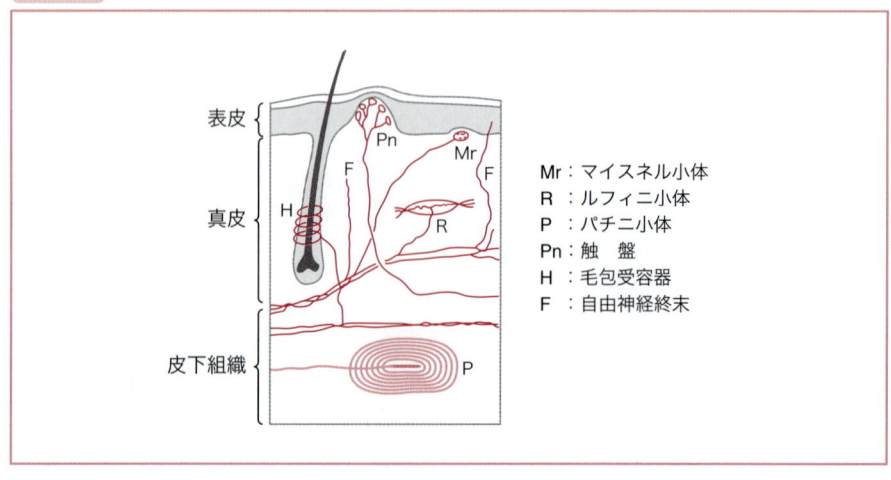

Mr：マイスネル小体
R ：ルフィニ小体
P ：パチニ小体
Pn：触　盤
H ：毛包受容器
F ：自由神経終末

③ パチニ小体：振動を受容する速順応性機械受容器.
④ 触盤（メルケル盤）：皮膚の表層に存在する遅順応性機械受容器.
⑤ 毛包受容器：有毛部にみられる速順応性機械受容器.

◆ 温度受容器（温受容器および冷受容器）ならびに侵害受容器（痛覚受容器）

特定の終末器官をもたず，単に無髄線維として終わる終末（自由神経終末）である．自由神経終末は，機械的刺激にも反応する．

なお，口腔粘膜にパチニ小体と毛包受容器は存在しない.

1 口腔粘膜における感覚点の分布

痛覚，触覚，圧覚および温度感覚〔温（感）覚，冷（感）覚〕は，口腔粘膜のどこでも一様に感受されるのではなく，異なる点状の部位において知覚される．この点状の部位を感覚点といい，各感覚に応じて痛点，触点，圧点，温点および冷点という．

各感覚点の分布密度は部位によって異なるが，一般に痛点が最も多く，触点，圧点，冷点および温点の順に少なくなる．感覚点の存在および分布密度の序列は，躯幹の表面感覚においても同様に認められる．

2 口腔粘膜の触覚

口腔粘膜における触点の分布は，上下顎とも，臼歯部よりも前歯部の粘膜のほうが多い．

表面感覚，とくに触覚に基づいて，皮膚や口腔粘膜に触れる物体の形態，大きさ，数や位置などを認知する（空間感覚）ことができる．

2つの触点を同時あるいは継時に刺激するとき，明らかに2点を刺激していることが触覚によって認知できる．この認知能を二点弁別能という．この2点間の最小距離を二点弁別閾（空間閾）という（表20-1）．

触覚によって刺激が加えられた部位を知ることができる能力（局所標徴能）は，空間閾が小さいほど鋭敏である．

触覚に基づく立体認知はきわめて鋭敏で，口腔においては立体感覚はよく発達している．そして，舌の立体認知能は口腔のほかの部位における立体認知能よりも優

表 20-1 口腔粘膜および身体各部皮膚の二点弁別閾　　　　　　　　　　　　（mm）

部　位	縦	横	部　位	縦	横
舌　尖	0.80±0.55	0.68±0.38	頰部皮膚	11.08±2.49	7.83±4.97
口　唇	1.45±0.96	1.15±0.82	鼻	4.22±3.49	4.27±7.95
口　蓋	2.40±1.31	2.24±1.14	前額部	12.50±4.26	9.10±2.73
舌表面	4.87±2.46	3.24±1.70	前腕部	19.00	42.00
舌裏面	3.21±1.86	2.48±1.53	頸	22.50	17.5
歯　肉	4.13±1.90	4.20±2.00	指　尖	1.80	0.20
頰粘膜	8.57±6.20	8.60±6.04			

れている．口蓋を覆っても立体認知能には有意な影響は認められない．

3 口腔粘膜の痛覚

　前歯部から臼歯部に移行するにつれて，痛点の数が減少していく．
　第二大臼歯部に当たる頰粘膜の限局した部位には，触点はあるが痛点はないという．したがって，頰粘膜の中央部から口角にわたって帯状に広がる部分（キーゾウの無痛領域）では，痛覚が比較的鈍い．咀嚼中に舌をかむと非常に痛いが，頰粘膜を出血するほどかんでもそれほど痛くないことは，日常経験するところである．

4 口腔粘膜の温度感覚（温（感）覚および冷（感）覚）

　温度感覚は口腔粘膜では皮膚よりも鈍感であるが，口唇では鋭敏である．これは表皮が薄いためである．そのため，口唇に触れにくいほど熱い茶でも平気に飲むことができる．また，皮膚で熱く感じる湯でも口腔内ではあまり熱く感じない．これは温度刺激により唾液の分泌が促進され，湯を薄める働きがあることにもよる．
　舌は口腔粘膜よりも少し鋭敏である．口蓋垂の先端には冷覚はあるが，温覚はない．なお，歯髄および歯根膜には，温度感覚はない．
　冷点および温点の分布は，上下顎とも，臼歯部より前歯部の粘膜のほうが多い．

■ 歯の触覚，圧覚および位置感覚ならびに咬合感覚

1 歯の触覚，圧覚および位置感覚

　エナメル質表面に触刺激や圧刺激を加えると触覚や圧覚が起こる．しかし，これは，エナメル質の感覚ではなくて，歯根膜にある触覚あるいは圧覚の受容器が刺激されたためである．
　歯根膜には，痛覚，触覚および圧覚がある．ただし，歯根膜の触覚，圧覚と感覚受容器との関係については，詳らかではない．
　触覚や圧覚は，咬合力や咀嚼力を調節し，口腔粘膜，咀嚼筋および顎関節の感覚と協調して，下顎反射を調整し，咀嚼が円滑に行われるようにしている．
　また，歯根膜の感覚は，口腔粘膜や顎関節の感覚とともに，咬合物質および咀嚼物質の性状を識別する（咬合感覚）うえに，きわめて重要な働きをしている．歯根膜の麻酔や抜歯によって歯根膜の感覚機能がなくなると，咀嚼は障害され，咀嚼能力は低下する．
　正常天然歯の触覚閾は，前歯部では平均約 1 g，第一大臼歯部では平均 8～10 g である．この値は，歯に歯軸方向の力が加えられたとき，触覚が生ずる最小の力を示している．

正常天然歯の<u>圧覚閾</u>も，前歯部から臼歯部にいくにつれて増加する．

切歯の唇面に直角に力を加えたとき歯に力が加わっていると感じる最小値（閾値）は，平均 0.5〜0.6 g である．第一大臼歯については，平均 1.8〜2.4 g である．これらの値は歯軸方向に力を加えたときの感受性の 2〜5 倍である．

歯に刺激を加えた場合，どの歯が刺激されているかを判断する歯の位置の標徴（位置感覚）能は，臨床上，歯髄，歯根膜および歯肉の疾患を診断するうえで大切である．しかし，実際には，痛覚には放散性という特性があるために，患歯を正確に示すことはきわめてむずかしい．

健全歯を約 20 g の圧刺激で刺激し，歯の位置標徴能を被検者の応答によって調べると次のようになる（表 20-2）．

① 応答の正解率は，近心位にある歯ほど高く，遠心位にある歯ほど低くなる．
② 小臼歯，大臼歯では実際に刺激された歯よりも一歯近心位にある歯が加圧されたと誤認する傾向が強い．ことに，遠心位の歯になるにつれてその傾向が強い．
③ 切歯の位置標徴能が臼歯よりも鋭敏であり，またその弁別能がきわめて高いことは，歯の圧覚閾値が切歯と臼歯とで非常に差があることによる．この圧覚閾値の差は，切歯と臼歯との歯根膜の圧受容器の興奮性の違いによるのではなく，歯根表面に加えられた単位面積当たりの力の差に基づくと考えられる．
④ 歯の位置の標徴能は歯根表面積に負の相関をする．歯根膜に加わる圧の強さだけではなく，歯根膜における受容器の数，存在位置および興奮性の差異も関係している．

表 20-2 歯の位置感覚の検査成績

応答歯（歯式）番号	被験歯（歯式）番号						
	1	2	3	4	5	6	7
1	93.6	4.8					
2	6.4	82.8	11.5	1.4			
3		11.0	75.7	21.2	3.4	1.4	
4		1.4	10.1	58.9	32.9	9.4	
5			2.7	15.8	49.3	33.1	17.0
6				2.7	13.7	45.3	53.7
7					0.7	10.8	29.3

数字は，被験者が応答した割合（％）である．
□ は，正しく回答した割合を示す．

2　咬合感覚

咬合感覚（ものをかんでいる感覚）は歯根膜の感覚である．

<u>咬合物質の厚さの知覚閾</u>は，天然歯列者では前歯部でも臼歯部でも 0.02 mm（総義歯装着者では 0.06 mm）であるともいわれている．

口腔の深部感覚

1　下顎の位置感覚および運動感覚

　下顎の位置感覚は，顎関節，筋膜および閉口筋の感覚機能によって認知される．
　咀嚼筋にもほかの骨格筋と同様に，固有受容器（筋紡錘）が存在し，咀嚼筋の緊張や長さ，すなわち，開口筋群と閉口筋群との緊張のバランスが調節されている．

2　舌の位置感覚および運動感覚

　舌筋には多数の筋紡錘が存在している．霊長類における舌の筋紡錘の発達は，咀嚼・嚥下運動中の舌の巧妙な動きに関連している．とくに，ヒトにおける内舌筋に集中した筋紡錘の発達は，構音機能と関連が深い．筋紡錘は伸張刺激に興奮し，そのほかの固有受容器は隣接筋群の収縮による圧迫や筋の伸張により興奮する．その結果，舌の位置感覚，運動感覚を生じさせる．舌の立体感覚は，ほかの部位よりもよく発達している．舌は直径 2.5±0.3 mmのレジン球の大きさを識別することができるという．

歯　　痛

1　痛覚の一般的性状

　痛覚は体性痛覚と内臓痛（内臓の痛覚）とに，また体性痛覚は表在性痛覚（身体表面組織の痛覚）と深部痛（骨格筋，腱および骨膜などの痛覚）に分けられ，表在性痛覚はその伝達に関与している神経線維によって，2つに分類される．
　Aδ線維によって伝達される表在性痛覚は，局在の明瞭な刺痛（鋭い痛み，一次痛，速い痛み）であり，C線維によって伝達される表在性痛覚は，局在の不明瞭な灼けつく痛み（鈍い痛み，二次痛，遅い痛み）である．
　表在性痛覚が著しくなると，脈拍は速くなり，血圧は上昇する（交感神経活動亢進，交感神経緊張）．
　深部痛や内臓痛は，うずく痛みである．どちらも Aδ線維および C線維によって伝達されるが，速い痛みと遅い痛みの区別はない．
　痛覚は，表面感覚のうち最も原始的であり，広範囲に発達した感覚である．放散が著しく，順応せず，継時的刺激は融合する．

2 象牙質の痛覚

象牙質には痛覚しかない．

象牙質における知覚神経分布については，歯髄からの神経線維の一部が象牙芽細胞層を通って，象牙前質中に終わる（象牙質まではいかない）と考えられている．

痛みは，エナメル質象牙質境界部で最も強く，象牙質の内部に入ると軽減され，さらに歯髄に近づくと，再び強くなる（象牙質に神経が存在しているならば，象牙質のどの部位でも痛みの強さは同じはずである）ことを考えると，象牙質における痛みの伝導は神経系以外の機構によって行われている可能性がきわめて強い．

象牙質の痛覚の適刺激は，露出象牙質への触刺激，圧刺激（過度の咀嚼圧），異常な高浸透圧または低浸透圧（例：濃厚砂糖液），化学的刺激（例：70％エタノール）および温冷刺激（例：冷水）である．37℃リンゲル液では，痛みは生じない．その温度は体温に相当しており，その浸透圧が等張であるからである．

適刺激が露出した象牙質に加わると，象牙細管内の象牙質液（歯リンパ）が歯髄側に，あるいは歯髄側と反対の側にそれぞれ移動する．

この象牙質液の移動によって痛みが生ずる．痛みが生ずるには，象牙質液の移動距離よりも，移動速度の大きいことが必要である．

図 20-2 象牙質への種々の刺激による象牙細管内の象牙質液の移動

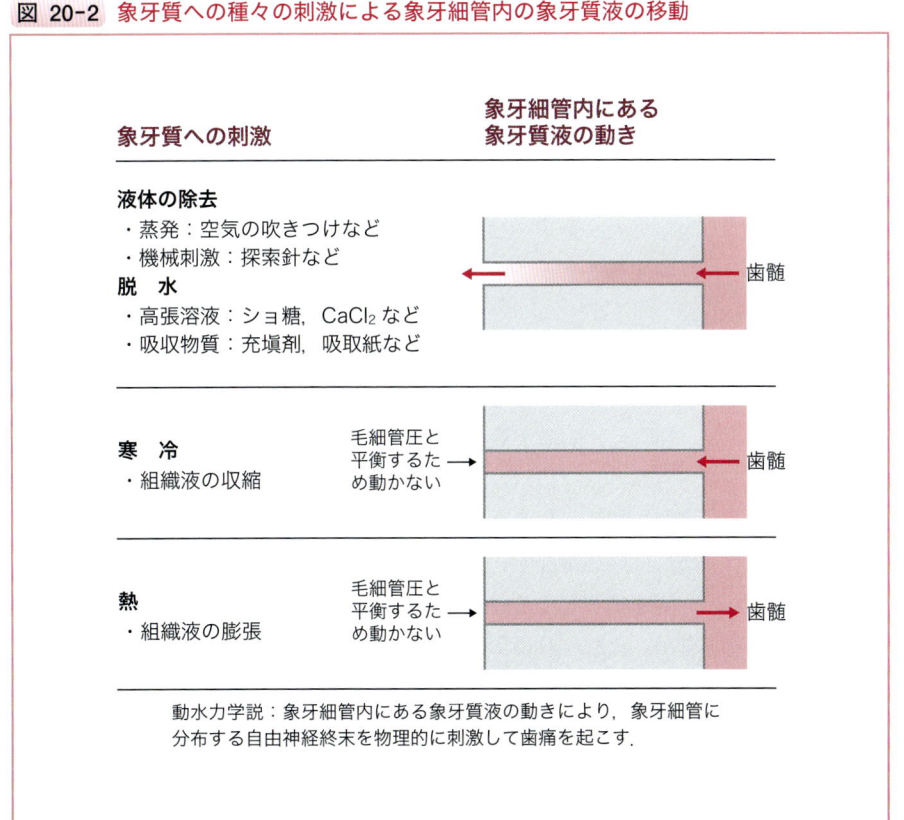

象牙質への刺激	象牙細管内にある象牙質液の動き
液体の除去 ・蒸発：空気の吹きつけなど ・機械刺激：探索針など **脱　水** ・高張溶液：ショ糖，$CaCl_2$ など ・吸収物質：充塡剤，吸取紙など	← 歯髄
寒　冷 ・組織液の収縮	毛細管圧と平衡するため動かない → ← 歯髄
熱 ・組織液の膨張	毛細管圧と平衡するため動かない → → 歯髄

動水力学説：象牙細管内にある象牙質液の動きにより，象牙細管に分布する自由神経終末を物理的に刺激して歯痛を起こす．

このように，象牙質液のすみやかな移動によって，神経終末を物理的に刺激することが象牙質に痛みが生ずる原因であるというこの説を歯痛発現の動水力学説という（図20-2）．

3 歯髄の痛覚

歯髄に対する刺激は，すべて痛覚となる．

歯髄の痛みは，圧刺激による場合のほうがほかの刺激によるときよりも弱い刺激で起こる．

歯髄に対する陽圧はもちろん，陰圧によって歯髄内容物が硬組織に押しつけられても痛みが起こる．歯髄疾患，とくに歯髄炎における疼痛は，歯髄の炎症による歯髄の循環障害や循環障害に伴う歯髄組織間隙における滲出液の充満によって歯髄組織が圧迫されること，および組織の破壊や細菌毒素により歯髄神経が刺激されることが原因である．

4 歯根膜の痛覚

歯根膜の痛みは，歯根膜に過大な咬合圧が加わったときや歯根膜炎（歯周炎）のときなどに起こる．痛みには歯の挺出感を伴うが，痛みの局在性は明瞭である．

5 ガルバニー電流による歯痛

咬合などによって異種金属どうしが接触すると唾液および骨や歯の内部にある組織液を介して電池が形成され，ガルバニー電流が生じて歯痛が起こることがあった．現在でも，食事中に金属スプーンが貴金属補綴物に接触し，同じ機序により歯痛を経験することがある．

6 関連痛（連関痛）

痛覚は，刺激が最初に加わった部位から離れた部位に生ずることがある（関連痛，連関痛）．すなわち，歯の疾患時に，疼痛が原発巣である歯に現れず，頭部や顔面の皮膚に認められたり，逆に，顔面など歯以外の部位に疾患が存在するときに，その部には疼痛がなく，歯に痛みが生じたりする（図20-3）．

関連痛が起こる原因は，歯とくに歯髄からの痛覚と顔面，頭部の皮膚における痛覚が，それぞれの伝導路のどこかで，同じニューロンに接続するからであると考えられている（収束投射説）．したがって，歯からのインパルスが三叉神経支配下の同側の顔面皮膚に投射されて，その部位に痛みを感じる．

なお，口腔の体性感覚の中枢は大脳皮質の体性感覚野〔ブロードマンの脳（地）図3-1-2野〕にある．

図 20-3 歯を原発巣とする関連痛の続発部位と原発巣の歯との関係

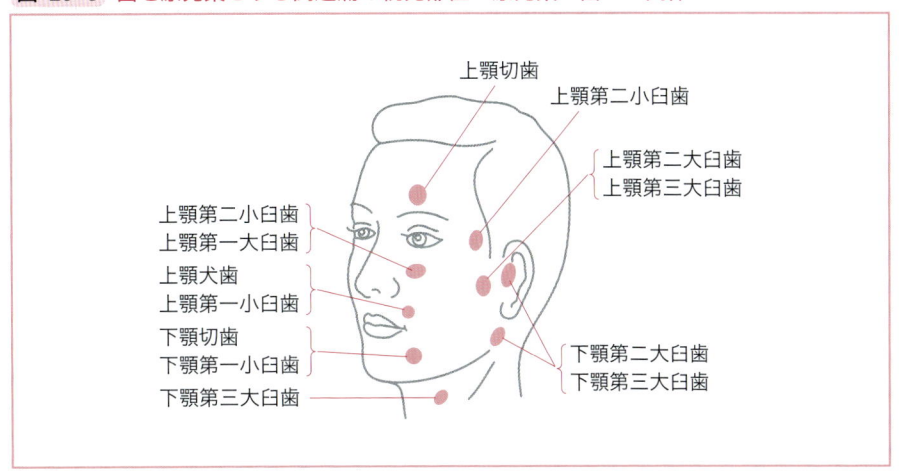

上顎切歯
上顎第二小臼歯
上顎第二大臼歯
上顎第三大臼歯
上顎第二小臼歯
上顎第一大臼歯
上顎犬歯
上顎第一小臼歯
下顎切歯
下顎第一小臼歯
下顎第三大臼歯
下顎第二大臼歯
下顎第三大臼歯

味　覚

1　味覚の生理学的，口腔生理学的意義

① 食物の味は舌の味覚だけでなく，口腔や歯根膜の体性感覚（口当たり，歯ごたえ），嗅覚（風味：味覚と嗅覚との相互作用によっておいしいと感じる），聴覚および視覚などとも密接な関係がある．そのため，味蕾味覚に特殊感覚や口腔の表面感覚が混合されると質の異なる種々の味が生ずる．

② 味覚は咀嚼によって唾液に溶解した食物中の呈味物質が味刺激として味蕾の味細胞を刺激し，味覚神経を介して味覚中枢に伝達されて起こる．その結果，唾液の分泌（味覚唾液反射，唾液分泌の味覚相）は味覚によって促進され，咀嚼や嚥下は円滑となり，ますます味覚が促進される．咀嚼や唾液分泌が障害されると味覚も損なわれる．

③ 味覚によって食欲が刺激され，満足されるので，味覚は広義の栄養にとってきわめて重要な役割をはたしている．

④ 味覚は体内，とくに体液の成分の恒常性を維持するのに役立っている．また，体内に異物が侵入するのを防いでいる．いずれにしても，この現象は体液の成分の摂取の調節に関与していることである．

⑤ 種々の味の食べものを味わって食経験を豊かにし，受容される味を豊富にすると，その学習成果によって食物に対する好き嫌いがなくなる．

2　味覚受容器

味覚受容器は舌乳頭（茸状乳頭，葉状乳頭および有郭乳頭，図 20-4）に存在する味蕾の味細胞である（図 20-5）．ただし，糸状乳頭には味蕾はない．

胎児や乳児では，舌乳頭以外の部位，すなわち硬口蓋，頬粘膜部，口唇粘膜および舌下面にも味蕾が存在している．

成人においては，前記の部位の味蕾は消失し，味蕾の存在は軟口蓋後部，口蓋垂の一部，口蓋弓，後部咽頭壁，喉頭蓋および喉頭内面の一部ならびに食道の上部に限局してくる．

味細胞の平均寿命は約 10 日である．ヒトの味蕾の数は加齢とともに減少の傾向にある．

図 20-4　舌乳頭

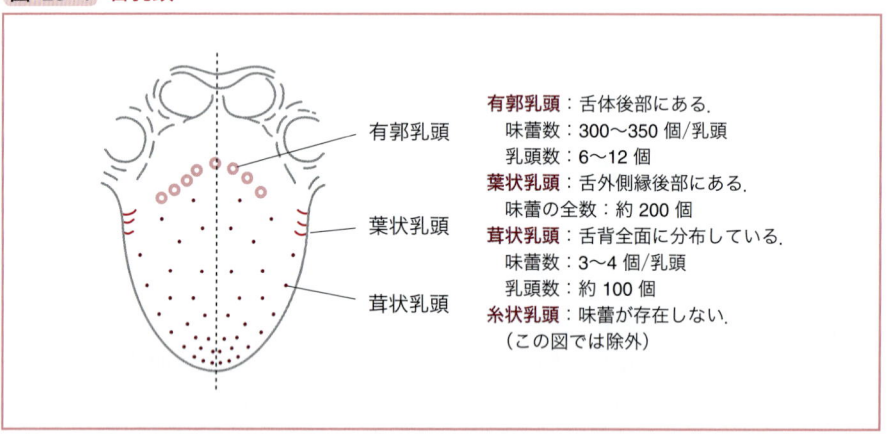

有郭乳頭：舌体後部にある．
　味蕾数：300〜350 個/乳頭
　乳頭数：6〜12 個
葉状乳頭：舌外側縁後部にある．
　味蕾の全数：約 200 個
茸状乳頭：舌背全面に分布している．
　味蕾数：3〜4 個/乳頭
　乳頭数：約 100 個
糸状乳頭：味蕾が存在しない．
　（この図では除外）

図 20-5　味　蕾

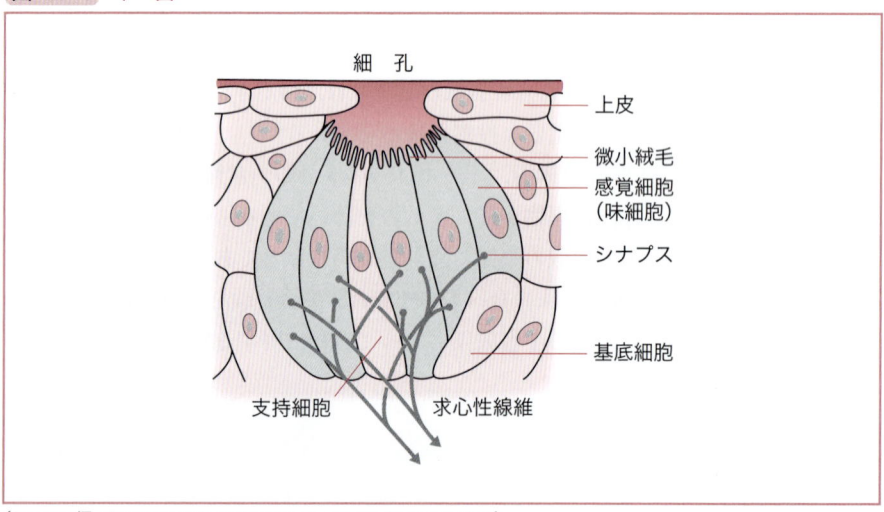

細孔／上皮／微小絨毛／感覚細胞（味細胞）／シナプス／基底細胞／支持細胞／求心性線維

(Schmidt 編：Fundamentals of Sensory physiology, Springer, 1978)

3　味覚の生理学的特性

a．基本味

味覚には種々の種類があるが，基本的なもの（基本味）は，甘味，酸味，塩味および苦味の 4 種類である．

食物の味には，基本味のほかに，グルタミン酸ナトリウム（昆布のうま味物質）やイノシン酸ナトリウム（鰹節のうま味物質）で代表される特有の味のうま味や，辛子，わさびなどで生ずる口腔内の一般化学感覚の辛味がある．

アルカリ性の味は，あくの炭酸カリウムによる刺激によって生ずる．また，ある種の金属および金属塩は特有の金属性の味をもっている．

b．味覚閾値

各基本味は舌のどこでも一様に感じるものではなく，その鋭敏さ，すなわち味覚閾値は舌の各部位や刺激の範囲によって異なる．舌尖は甘味に，その後部は塩味に，さらにその後部は酸味に，最後部は苦味に対して感受性が高い（図 20-6）と考えられていたが，現在では異論が多い．

味覚の閾値は呈味物質溶液の温度の影響を受ける．閾値は，甘味溶液では温度が高くなれば，苦味および塩味の溶液では温度が低くなれば，それぞれ小さくなる（図 20-7）が，一般に 22～32 ℃の範囲で閾値は最低になる．なお，酸味の閾値は温度による影響を受けない．

図 20-6　舌における味覚閾値の部位差

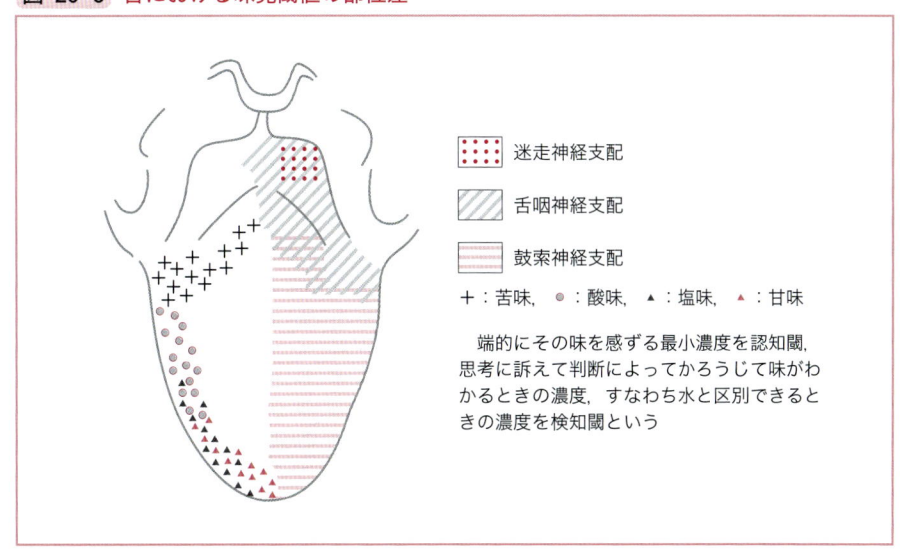

端的にその味を感ずる最小濃度を認知閾，思考に訴えて判断によってかろうじて味がわかるときの濃度，すなわち水と区別できるときの濃度を検知閾という

図 20-7 味覚閾値と温度

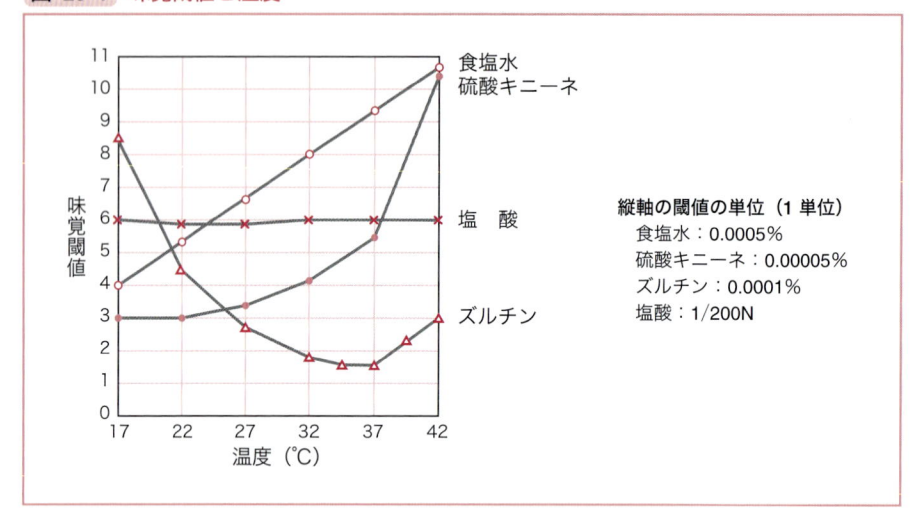

縦軸の閾値の単位（1単位）
食塩水：0.0005%
硫酸キニーネ：0.00005%
ズルチン：0.0001%
塩酸：1/200N

c．味盲

単純劣勢遺伝的にPTC*（フェルニチオカルバミド）など特定の物質の味を感じない現象を味盲という．しかし，特定の物質の味を感じないのであって，特定の味質を感じないのではない．たとえば，PTCの苦味を感じないヒト（出現頻度は7.4〜20.3%）でもほかの苦い食品や物質であれば，苦い味を感じるという．味盲には年齢差や性差はない．

＊PTCはPTU（フェニルチオ尿素）ともいう．

d．味覚の順応および疲労

味覚はたやすく順応する．同じ味を長時間味わっているとその食品またはその味に対する味覚が衰えてくる．そのため，たえず新しい味刺激が必要である．とくに味覚には順応しやすい触覚が関与していることも，食味に順応が現れることに関係がある．食物を咀嚼して食物中の味物質をたえず唾液中に溶出させ，また食物を混和しながら口腔の各部位に運搬することは，味覚の順応を防いでいることになる．

なお，味覚はほかの感覚よりも順応が速いので，持続時間も短く，残像することも少ない．このことは味覚が疲労しやすいことでもある．この現象も味の種類により異なる．1つの味で疲労が起こってもほかの別の味の感覚には影響はない．

e．味覚異常および味覚障害

味覚異常の全身的原因には，鉄欠乏性貧血，低亜鉛血症，肝不全，腎不全，糖尿病，甲状腺疾患，脳血栓，脳腫瘍，中枢神経障害，味覚神経障害や薬物性，心因性などがある．特発性味覚障害には，亜鉛（低亜鉛血症）が関与している．亜鉛は，味蕾の形成，発育に重要な役割をはたしている．低亜鉛血症では，味蕾の病的形態変化が生ずる．

4　義歯と味覚

　一般に義歯を装着しているヒトは高齢者であり，高齢者では味覚機能が生理的に低下している．このことを本人が気づかずに味覚減退の原因を義歯のせいにしていることが多い．同じく義歯を装着しているヒトでも若いヒトよりも高齢者のほうが味覚障害を訴えることが多いのはこのことを物語っていると思われる．

　これに対して，味覚障害が義歯の適合性が悪い結果うまくかめないことに起因していることも考えられるし，義歯の作製上の問題や材料上の欠陥によっても影響を受ける．また，義歯に対する患者の知識や理解の程度も関係する．

5　味覚の神経機構

a．味細胞の受容器電位

　味細胞が味刺激溶液によって刺激されると味細胞に受容器電位が発生するが，この受容器電位は単一味刺激に反応して発生するだけでなく，ほかの多くの味刺激によっても生ずる（図 20-8）．

b．単一神経線維の応答

　1種類の基本味だけを伝える単一神経線維は存在することはするが，その数は少ない．多くの単一神経線維は1種類以上の基本味の情報を伝える（図 20-8）．このことは第二次ニューロンや第三次ニューロンのレベルでも同様に認められる．

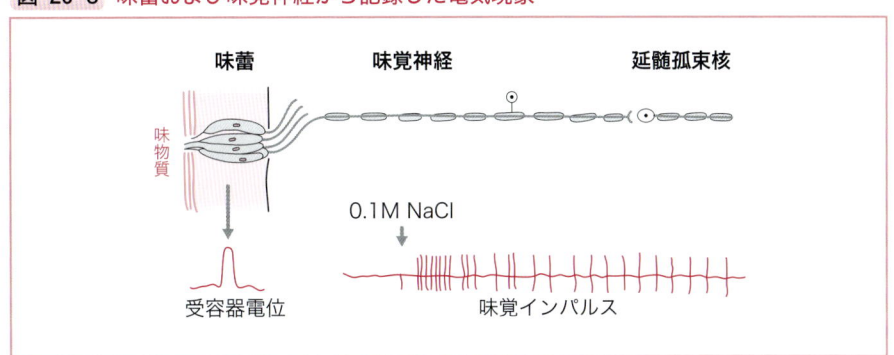

図 20-8　味蕾および味覚神経から記録した電気現象

c．味覚の伝導路および味覚野

味覚を伝える神経線維は顔面神経，舌咽神経および迷走神経である．

舌の前 2/3 →鼓索神経→顔面神経
舌の後 1/3 →舌咽神経
咽頭および喉頭→迷走神経
軟口蓋→大浅錐体神経→顔面神経

→孤束核→二次味覚ニューロンは主として同側の内側毛帯中を上行する→視床後内側腹側核→大脳皮質味覚野に終わる（図20-9）．

図 20-9 味覚の中枢経路（サルおよびラット）

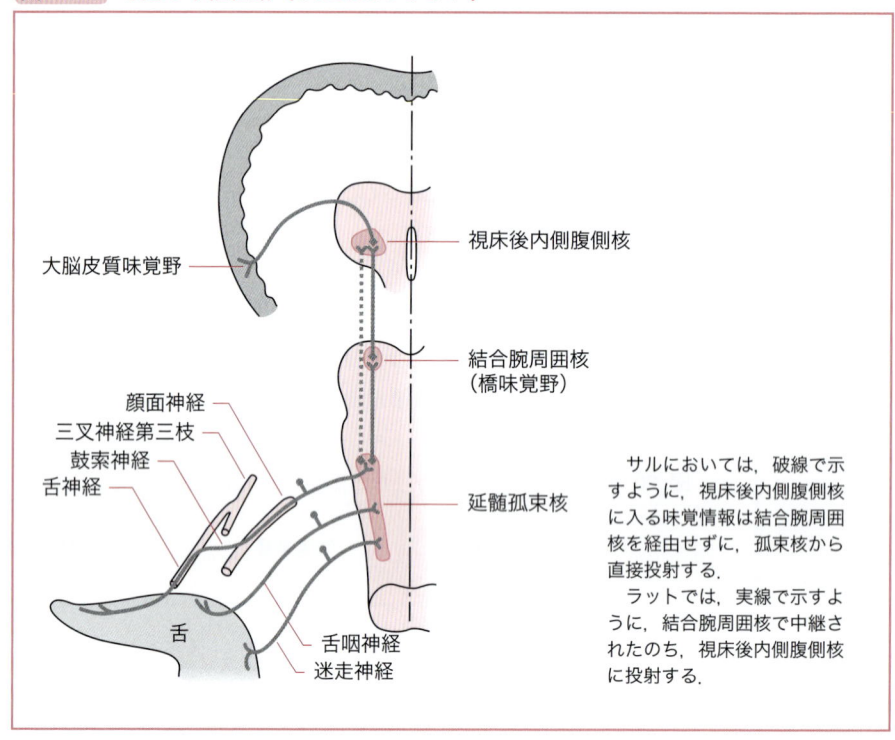

サルにおいては，破線で示すように，視床後内側腹側核に入る味覚情報は結合腕周囲核を経由せずに，孤束核から直接投射する．

ラットでは，実線で示すように，結合腕周囲核で中継されたのち，視床後内側腹側核に投射する．

Memo

21 発声および発音

発声器官

　発声器官は喉頭（狭義の発声器官）ならびに咽頭，口腔，鼻腔およびその他の呼吸器官（付属管腔）からなる．

　喉頭には次の3種の喉頭軟骨と6種の喉頭筋ならびに声門が存在し（図 21-1，21-2），喉頭口を開閉したり，声帯の緊張および長さを調節したりして，声の調子（高低）および強弱（大きさ）を調整している．

◆ 喉頭軟骨
① 甲状軟骨
② 輪状軟骨
③ 披裂軟骨

◆ 喉頭筋
① 輪状甲状筋
② 甲状披裂筋
③ 披裂筋（斜披裂筋および横披裂筋）
④ 外側輪状披裂筋
⑤ 後輪状披裂筋
⑥ 声帯筋（声帯は声帯筋と声帯靱帯からなる）

図 21-1　喉頭軟骨および喉頭筋

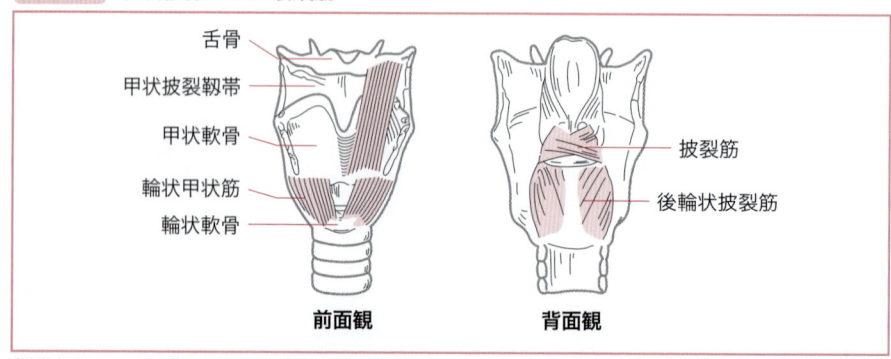

（覚道幸男ほか：図説歯学生理学，学建書院，2003）

図 21-2 喉頭の水平断面

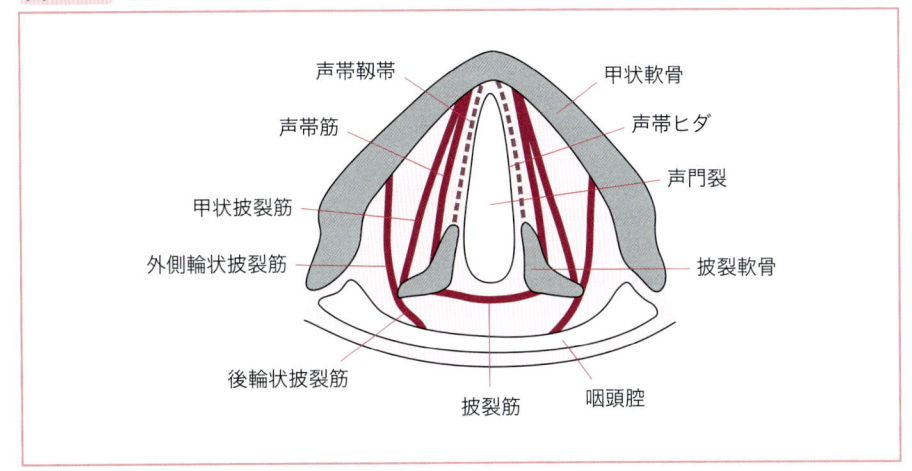

声帯靱帯　甲状軟骨　声帯筋　声帯ヒダ　甲状披裂筋　声門裂　外側輪状披裂筋　披裂軟骨　後輪状披裂筋　披裂筋　咽頭腔

(覚道幸男ほか：図説歯学生理学，学建書院，2003)

発声の機序

　安静呼吸時には，両側の声帯は離れて声門は開き，空気は自由にその間を通るが，発声しようとする場合には左右の声帯が接して声門は閉じる．

　呼息筋ことに腹壁筋の収縮によって肺からの呼気圧が高まってくると，声帯はこの圧力にこらえきれなくなって左右に押し開かれ，呼気は声門を付属管腔のほうに流れ出て，そこに空気の疎密波（喉頭音）が生ずる．このように，声帯を押し広げて付属管腔内に流れ出た呼気流は付属管腔に固有振動を起こさせ，一定の固有振動数だけがとくに共鳴し，強められて音声となる．

音声の性状

1　音声の調子（高低）

　音声の調子は声帯の振動数や音声の強弱（大きさ）によって決まる．声帯の振動数には声帯の緊張度，声帯振動部の長さと幅，声帯の厚さ（形状）および呼息圧の大きさが関係する．

　子どもや女性の音声の調子は高いが，それは声帯が短く（女性では 9.4 mm），薄く，緊張力が強く，開閉周期も短いためである．男性では思春期に達すると，急に喉頭が発達し（甲状軟骨の突出），声帯の長さが 1/3 増加し（12.4 mm），声帯の緊張度は弱くなって，音声の調子が上限および下限ともに約 1 オクターブ低下する（この現象を声変りという）．女性では声変りは著明には認められない．声域の上限と下限とが 1〜2 音増大する程度で，丸みを帯びた声となる．

声域（発声できる最低音と最高音との間隔）は，成人では約2オクターブであるが，小児では狭く，約1オクターブである．

2　音声の強弱（大きさ）

音声の強弱は声帯の振動振幅に関係する．その大きさは呼気圧の強弱（140〜200 mmHg）による．呼気圧が強くなれば声帯は緊張度を増し，その結果調子も高くなる．なお，ささやきのときの呼気圧は約 30 mmHg である．

3　音声の音色

音声の音色は声帯の構造に関係し，付属管腔の形態や大きさによって喉頭音中のある倍音に共鳴している音色に個人差が生ずる．だから，音色は付属管腔の固有振動によって決まる．音色が各個人によって異なるのは付属管腔の形態および大きさの個人差に基因し，親子や兄弟間で互いに音色が似ているのは付属管腔および声帯の形態が類似しているからである．

音声の種類

音声は，その調子によって胸声と頭声に，音色によって地声と裏声に区別される（図 21-3）．

1　胸声および頭声

低い声から次第に高いほうに声を上げていくと，ある高さで声の質が変わる．この声の質が変わる点より低い声を胸声，それより高い声を頭声といい，このような区分を声区という．

図 21-3　胸声（a, b）および頭声（c, d）における声門の形態

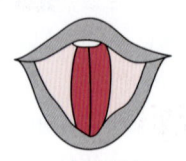

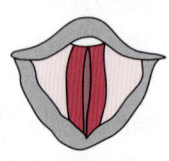

a：閉鎖位相　　b：開放位相　　c：低い頭声　　d：高い頭声
声帯の振動する部分が声の高さによって異なる．

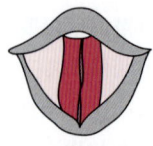

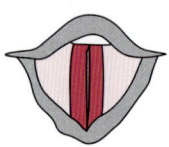

2　裏声および地声

　裏声はとくに努力して出す声である．裏声では，地声のときにみられる声帯の肥厚は認められない．
　地声では声帯筋が収縮し，声門の開閉を伴うが，裏声では輪状甲状筋によって声帯が緊張し，主として声帯の振動によって発声される．

言語音の形成

　付属管腔のうち，主として口腔の形態が異なると，喉頭音の固有音および共鳴の仕方も変わる．また呼気流が阻止されたり変化したりすると，声の音色も変化し，同時に種々の雑音が加わって言語音が形成される．言語音を形成するために付属管腔の形態を変える動作を構音あるいは調音という．言語音には声帯の振動を伴わない無声音と声帯の振動を伴う有声音がある．また言語音は母音と子音に分かれる（表 21-1）．ただし，日本語の子音は先行子音と後続母音からなる．

1　母音

　母音は，呼気流の声道通過が妨げられることなく発音する言語音で，日本語の母音はアイウエオの5種類である．なお，各母音の音色を特徴づけているのは付属管腔の固有振動数で，その固有振動数域をフォルマントという．

表 21-1　調音部位および調音方法による日本語語音の分類

			両唇音	歯音	歯茎音	硬口蓋音	軟口蓋音	声門音
子音	破裂音	無声音	パ行		タ,テ,ト		カ行	
		有声音	バ行		ダ,デ,ド		ガ行	
	通鼻音	無声音						
		有声音	マ行		ナ行			
	摩擦音	無声音	フ	サ,ス,セ,ソ	シ	ヒ		ハ,ヘ,ホ
		有声音	ワ	ザ,ズ,ゼ,ゾ	ジ	ヤ,ユ,ヨ		
	破擦音	無声音		ツ	チ			
		有声音		ヅ	ヂ			
	弾音	無声音						
		有声音			ラ行			
母音	小開き母音				イ		ウ	
	半開き母音					エ	オ	
	大開き母音					ア		

2 子音

子音は，呼気流が声道を通過するとき，舌，口唇，歯および軟口蓋などで妨げられたときに衝撃的に発する持続時間のきわめて短い言語音である．

3 半母音

半母音は，l, w, y とン (m, n, ng) のように，母音と子音との中間の性質をもっている音をいう．

調音運動および音声の記録ならびに発音検査法

調音運動や音声の記録および発音の検査は次の検査法によって行うことができる．
① エックス線写真法
② 口蓋図（パラトグラム）描記法および舌図（リンゴグラム）描記法：舌あるいは口蓋に色粉や墨汁を塗って発音時の舌と口蓋との接触状態を調べる．
③ コンティニュアス パラトグラフィー
④ 音声スペクトルによる方法：いわゆるソナグラフを用いる．
⑤ 語音明瞭度試験法（語明度試験法）：被検者が発音する言語音を聴覚の正常な検者が耳で聴き，発音した言語音の数に対する正しく聴くことができた言語音の数の百分率で表わす方法．

とくに，②，⑤の方法は臨床においても比較的容易に利用できる（図 21-4）．

図 21-4 口蓋図および舌図（ア行，カ行）

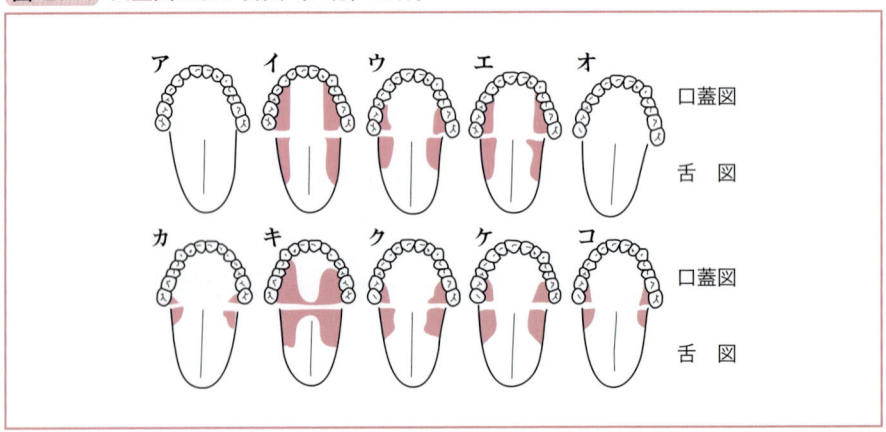

発声および発音の中枢神経機構

発声中枢は，大脳皮質体性運動野（図 21-5）に存在する．

言語野には，前頭言語野〔ブローカ野，運動性言語中枢，ブロードマンの脳（地）図の 44 野，45 野〕，側頭言語野〔ウェルニッケ野，感覚性言語中枢，ブロードマンの脳（地）図の 39 野，40 野〕がある（図 21-6）．その他，補足言語野などいくつかの部位が言語に関係してる．

言語野は，一般に右利きあるいは左利きに関係なく，左半球に存在することが多い．しかし，一部の左利きの人では，右半球や両半球に存在する場合もある．言語優位半球は 6 歳頃に完成されるという．

図 21-5 大脳皮質の発声中枢（大脳皮質体性運動野）

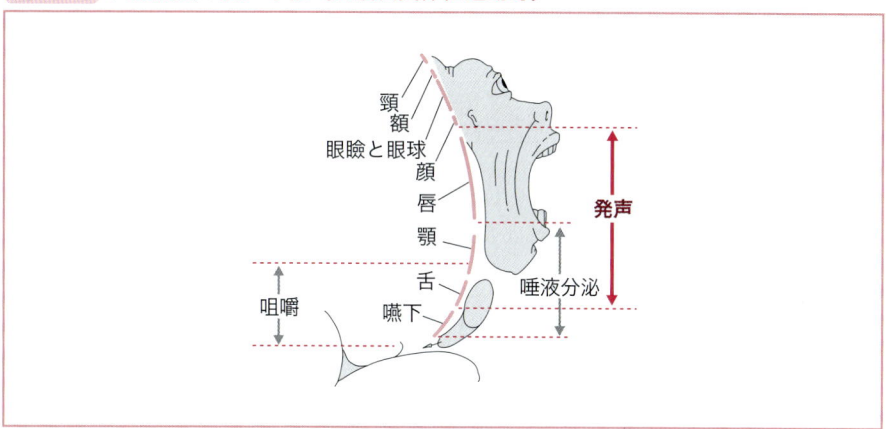

（中野昭一ほか：学生のための生理学，医学書院，1995，一部改変）
（Penfield and Rasmussen：Cerebral Cortex of Man, Macmillan, 1950，改変）

図 21-6 言語野

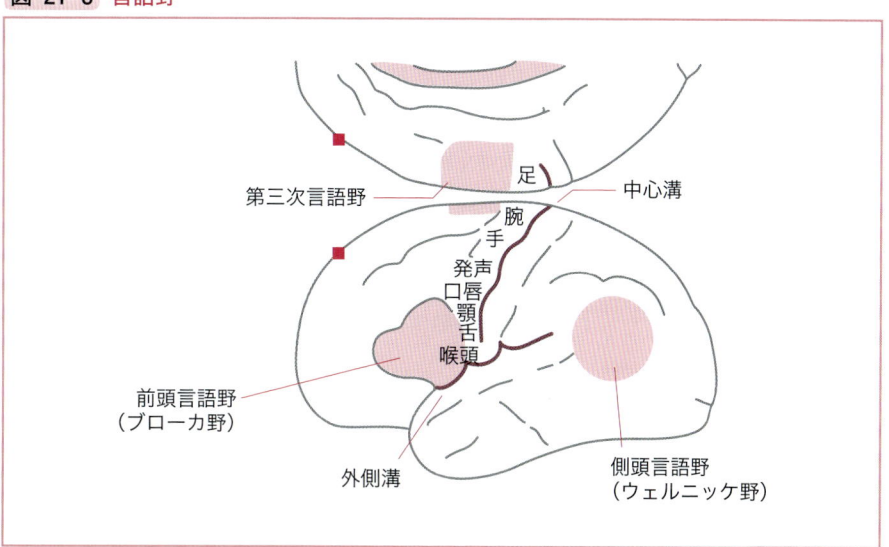

1　前頭言語野（ブローカ野，運動性言語中枢）

　言葉として声をつくるためのプログラムを中心前回の運動野〔ブロードマンの脳（地）図の4野〕に送る中枢である．この部位が損傷すると他人が話している言葉は理解できるが，自発的にはほとんど話せなくなる（運動性失語）．発声に必要な骨格筋や発音機構，聴覚機構には異常はない．

2　側頭言語野（ウェルニッケ野，感覚性言語中枢）

　この言語野は過去の印象を手がかりに，言語の意味を理解する中枢である．この部位が障害されると理性や思考，判断および推理の能力は正常であるが（話さないかぎり正常と変わらない），支離滅裂なことを話し，また聞いたり，読んだりする言語の理解ができなくなる（感覚性失語）．

■ 歯科臨床と発音障害

　歯の欠如，歯の位置異常および不正咬合あるいは舌，口唇，頰および口蓋などに疾患，奇形または異常などがあると，発音障害が起こる．
　① 上顎前歯の欠如や開咬があると，サ行，タ行，ハ行，ラ行の各音に発音障害が現れ，とくにサ行に対する影響が大きいが，下顎前歯や上下顎の臼歯の欠如では，サ行音はそれほど障害されない．
　② 口蓋裂患者では，口蓋音（カ行音およびガ行音）の発音は不良となるが，m，n，ng などの鼻音には影響は比較的少ない．
　③ 有床義歯の装着者では，サ行音およびタ行音の発音が妨げられることが多い．とくに，舌の運動が変わると，タ行音の発音がうまくいかなくなる．

　これらのことから，発音機構を十分に考慮して義歯を設計し作製しなければ義歯装着前に存在していた，たとえば歯の欠如による発音障害が義歯装着によってかえって助長されることになる．たとえ義歯装着前の発音障害が改善されたとしても，新たに義歯装着に基づく別の発音障害が現れたりすることになる．もちろん新しい義歯を装着した当初は無歯顎のとき，あるいは旧義歯装着時に順応していた舌の運動調整作用がくずれるため，多少の発音障害があるのは当然としても，やがて舌の運動も新しい義歯に順応して発音障害はなくなるものである．しかし，義歯装着後3週間たってもなお発音障害が残っているときには，異常とみなすべきである．

索　引

あ

アウエルバッハ神経叢　39
アキレス腱反射　92
アクチン　78
アシドーシス　15
アセチルコリン　58, 78, 87, 90
アセチルコリン受容体　90
汗の成分　57
圧覚受容器　150
圧受容器　34
圧受容器反射　26
圧点　151
アドレナリン作動性神経　90
アトロピン　58
アポクリン腺　56
アミノ酸　41
アルカローシス　15
アルドステロン　62, 66
アルファ運動ニューロン　92
アルファ受容体　90
アルブミン　11
アローポイント　125
暗順応　102
暗所視　102
安静位　121, 131
安静空隙　121
安静唾液　141

い

胃液　36
イオンチャネル　7
閾刺激　76
閾値　76, 99
異常嚥下　138
胃小腸反射　41
胃相　36
胃大腸反射　41
Ⅰa 群線維　92
一次痛　154
胃腸ホルモン　36
1 回換気量　30
1 回（心）拍出量　23
イヌリン　47

う

胃抑制ペプチド　37
色感覚　101, 102
色視野　103
飲作用　8
インスリン　62, 63, 68
咽頭相　136

う

ウェーバーの法則　99
ウェーバー比　99
ウェルニッケ野　169, 170
うずく痛み　154
うま味　159
裏声　166, 167
運動感覚　110
運動神経　84
運動神経線維　92
運動性言語中枢　169, 170
運動性失語　170
運動単位　80
運動ニューロン　87

え

栄養素の熱量　51
腋窩温　54
液性調節　3, 27, 34, 60, 84
液性免疫　69
液性免疫抗体　13
エクリン腺　56
エストロジェン　71
エネルギー所要量　50
エネルギー代謝　50
エリスロポエチン　12, 44
遠位尿細管　45
遠隔受容器　98
遠近調節　100
遠近調節反射　100
遠近調節力　100
嚥下圧　137
嚥下位　137
嚥下性無呼吸　137
嚥下反射　136
遠視　101
遠心性神経　84

お

遠心性神経線維　92
遠心性線維　87
延髄　93
遠点　100
塩味　159

お

横隔膜筋　31
嘔吐　139
嘔吐反射　139
横紋筋　76
オートクリン　60
オーバーシュート（電位）　8, 24
悪寒戦慄　59
オキシトシン　61, 64, 72
オキシヘモグロビン　12, 32
遅い痛み　154
遅い筋　81
オッディーの括約筋　39
オルガスム　75
温受容器　151
音声　165
温点　151
温度従合動物　54
温度受容器　98, 150, 151
温度調節動物　54
温熱性発汗　57

か

開口運動　130
開口反射　131
外呼吸　30
外受容器　98
灰白質　91
回復熱　80
外分泌腺　140
解剖学的死腔　31
外膀胱括約筋　48
下顎運動　122
化学受容器　34, 98
化学受容器反射　27
下顎張反射　130, 131
化学的消化　36

化学的体温調節　58
化学（的）伝達　90
下顎の位置感覚　154
下顎の運動感覚　154
下顎反射　131
蝸牛　106, 107
核　7
顎運動　122
顎下腺　140, 142
顎関節　122
拡散　8
拡張期　23
拡張期圧　26
核の右方移動　13
核の左方移動　13
過血糖　67, 68
下行路　91
加重　78
下垂体後葉　64
下垂体後葉ホルモン　61, 72
下垂体前葉　63
下垂体前葉ホルモン　61, 72
下垂体中葉　64
ガス交換　32
ガストリン　37
下唾液核　143
滑走説　78
活動電位　8, 24, 80, 86
活動電流　8, 24
カテコールアミン　62, 67
辛味　159
カリウムチャネル　8
顆粒状物質　8
カルシウムイオン　78
カルシトニン　62, 65
ガルバニー電流　156
感覚　98
感覚器　92, 98
感覚神経　84, 98
感覚神経線維　92
感覚性言語中枢　169, 170
感覚性失語　170
感覚中枢　98
感覚点　151
感覚ニューロン　87
眼球運動　104
管腔内消化　36
間質液　10
緩衝作用　11, 15
間接視　103
汗腺　56

完全強縮　78
汗腺の神経支配　58
肝臓　42
杆体　101, 102
管内消化　36
ガンマアミノ酪酸　90
甘味　159
寒冷ふるえ　55
関連痛　156

――― き ―――

キーゾウの無痛領域　152
機械受容器　98, 150
機械的消化　36
基礎体温　55
基礎代謝（量）　50
拮抗支配　88
気道　31
機能局在　95
機能側　124
機能的残気量　31
機能的死腔　31
基本味　159
逆蠕動　40
キャリア　6
嗅覚　110
球形嚢　109
吸収　41
求心性神経　84
求心性神経線維　92
求心性線維　87
吸息　31
吸息筋　31
吸息抑制反射　34
吸啜　134
吸啜運動　134
吸啜反射　134
吸乳反射　72
臼磨運動　129
橋　93
頬圧　133
胸式呼吸　31
凝集原　16
凝集素　16
強縮　78, 82
胸声　166
胸腺　69
胸腺型リンパ球　13
共鳴説　107
局所標徴能　151

キレート剤　15
近位尿細管　45
筋緊張　78
筋原説　22
近視　101
筋小胞体　78
筋節　88
筋線維　78
緊張　78, 82
緊張性頸反射　110
緊張性歯根膜咬筋反射　132
緊張性神経筋単位　81
緊張性迷路反射　110
近点　100
筋電図　80

――― く ―――

空間閾　151
空間感覚　151
空気伝導　107
口呼吸　147
屈曲反射　92
屈筋　81, 92
屈筋反射　92
苦味　159
グラーフ卵胞　70
クリアランス　47
グリセリン　41
グルカゴン　62, 63, 68
グルココルチコイド　62, 66
グロブリン　11

――― け ―――

頸動脈小体反射　34
頸動脈洞反射　34
痙攣　78
血圧　25
血液　11, 20
　――のpH　15
　――の水素イオン濃度　15
血液型　16
血液凝固　14
血液循環　20
血液脳関門　18
血管運動反射　26
血管拡張物質　27
血管収縮物質　27
月経　71
月経周期　71

血色素　12
血色素量　12
血漿　11
血小板　14
血清　11
血沈値　12
ケルクリングのしわ　41
原形質　7
言語音　167
腱受容器　110
原始卵胞　70
原唾液　141
原尿　46
腱紡錘　110

——— こ ———

語音明瞭度試験法　168
構音　167
口蓋図　168
効果器　92
交感神経　87
交感神経系　88
口腔温　54
口腔乾燥　148
口腔乾燥症　148
口腔相　136
抗原　14
抗原抗体反応　14
咬合　120
咬合位　120
咬合感覚　152, 153
咬合力　132
後根　87
鉱質コルチコイド　62, 66
膠質浸透圧　11, 17, 46
口臭　148
甲状腺　65
甲状腺刺激ホルモン　63
甲状腺ホルモン　61
口唇圧　133
酵素的消化　36
抗体　14
後退運動　123, 131
好中球　13
高張液　12
硬直　78
喉頭音　165
咬頭嵌合位　120
口内乾燥　148
興奮　8, 76

——の伝達　86
——の伝導　85
興奮収縮連関　78
興奮性シナプス後電位　86, 92
興奮伝導系　22
興奮伝導の三原則　85
後方限界運動　122
絞扼反射　139
抗利尿ホルモン　48, 61, 64
声変り　165
呼吸　30, 34
呼吸運動　31
呼吸商　52
呼吸数　32
呼吸中枢　34
ゴシック アーチ　125
呼息　31
呼息筋　31
骨格筋　76
骨導　107
ゴナドトロピン　63
鼓膜　107
語明度試験法　168
固有受容器　110
固有受容性感覚　110
固有心筋　22
固有反射　92
コリン作動性　58
コリン作動性神経　90
ゴルジ装置　7
ゴルジの腱器官　110
コルチ器　106
コルチコトロピン　63
コレシストキニン　38, 39
コロイド浸透圧　11, 17
混合唾液　141

——— さ ———

最高血圧　26
最後退位　121
最終唾液　141
最低血圧　26
細胞外液　10
細胞性免疫抗体　14
細胞体　84
細胞内液　10
細胞内消化　36
細胞膜　3, 6
サイロキシン　61, 65
作業側　124

残気量　31
酸素解離曲線　32
酸素化ヘモグロビン　12
酸素平衡曲線　32
酸味　159

——— し ———

子音　168
シェーグレン症候群　147
耳下腺　140, 142
弛緩期　23
閾　76
識別閾　99
色盲　102
糸球体　44
糸球体濾液　46
軸索　85
刺激　76, 98
刺激閾　76, 99
刺激唾液　141
刺激伝導系　22
止血　14
地声　166, 167
自己受容器　98, 110
自己受容性感覚　110
自己受容性反射　92, 131
歯根膜咬筋反射　132
歯根膜の痛覚　156
視細胞　100, 101
支持咬頭　120
歯周組織の生理　116
視床下部　94
耳小骨　107
歯髄　115
——の機能　115
——の代謝および組成　115
——の痛覚　156
姿勢反射　93, 110
持続性神経筋単位　81
刺痛　154
歯痛　154
歯痛発現の動水力学説　156
膝蓋腱反射　92
自動性　22, 82
シナプス　86
シナプス遅延　92
脂肪酸　41
視野　103
射精　75
習慣性開閉口運動　122

終期動揺　118
集合管　45
収縮期　23
収縮期圧　26
自由神経終末　151
収束投射説　156
重炭酸・炭酸緩衝系　15
十二指腸腺　38
終板　86
終板電位　87
終末消化　36
終末蝶番運動　123
終末蝶番軸　123
樹状突起　84
受精　72
受動輸送　8
授乳　73
受容器　92, 98
シュワン鞘　85
循環液　10
純唾液　141
順応（感覚）　99
順応（視覚）　102
順応（味覚）　160
瞬目反射　105
消化　36
消化液の分泌　36
消化管ホルモン　36, 37, 38
松果体　69
上行路　91
小循環　21
上唾液核　143
小唾液腺　140
小腸　40, 41
小腸腺　38
小脳　94
上皮小体　66
上皮小体ホルモン　62
静脈　20
静脈血　21, 32
初期動揺　117
初期熱　80
食作用　8, 12, 13, 42
食事誘発性産熱反応　50
触点　151
食道相　137
触盤　151
女性ホルモン　68
触覚受容器　150
ショック　27
自律神経系　84, 87, 88

視力　103
歯列弓　120
心音　23
侵害刺激　99
侵害受容器　98, 150, 151
侵害（受容）反射　92
心筋　76
　——の特性　22
伸筋　81, 92
神経筋接合部　86
神経筋単位　80
神経細胞　84
神経支配比　81
神経鞘　85
神経性下垂体　64
神経性調節　3, 84
神経線維　85
神経伝達物質　86, 90
神経分泌　61
心室　20
腎小体　44, 46
心臓　20
腎臓　44
心（臓）周期　23
心臓反射　26
伸張反射　92
心電図　25
浸透圧　12
浸透（現象）　8
浸透性溶血　12
浸透流　12
真乳　73
心拍出量　23
心拍数　23
新皮質　95
深部感覚　110
深部痛　110, 154
心房　20

す

随意運動　131
随意筋　76
膵液　38
膵臓　68
膵臓ホルモン　62
錐体　101
錐体外路　92
錐体路　91
垂直動揺　117
水分蒸散　56

水平動揺　117
睡眠時無呼吸症候群　34
趣性　13
スターリングの心臓の法則　23
スパイク電位　80
鋭い痛み　154

せ

声域　166
精液　74
生活活動強度指数　51
生活活動指数　50
性極感　75
正視　100
精子　74
静止電位　8, 24
正常視　100
生殖　70
精神性発汗　57
性腺刺激ホルモン　63
正蠕動　39, 40
性腺ホルモン　63
声帯　164
生体恒常性　3
成長ホルモン　63
生物時計　69, 94
性ホルモン　62, 63, 67
声門　164
生理的口臭　148
生理的死腔　31
生理的動揺　117
脊髄　92
脊髄神経　87
脊髄反射　92
赤沈値　12
セクレチン　38
舌圧　133
絶縁性伝導　85
舌下温　54
舌下腺　140, 142
赤筋　81
赤血球　11
　——の数　12
　——の寿命　12
　——の新生　12
赤血球沈降速度　12
節後ニューロン　88
接触点　120
舌図　168
節前ニューロン　88

絶対不応期　23
舌乳頭　158
セロトニン　90
腺外導管（部）細胞　141
腺下垂体　63
全か無の法則　23, 76, 82, 85
前根　88
潜時　77, 81, 92
全唾液　141
選択的透過　18
選択的透過性　7
前庭感覚　108
前庭動眼反射　110
蠕動　39, 48
前頭言語野　169, 170
前突運動　123, 130
腺内導管（部）細胞　141
全肺気量　31
潜伏時間　77, 81
前方限界運動　122
腺房（部）細胞　140

――― そ ―――

象牙質液　113, 155, 156
象牙質の痛覚　155
増高単極肢導出　25
総蠕動　41
相対不応期　23
相動性神経筋単位　81
総肺気量　31
側角細胞　88
側頭言語野　169, 170
速動性神経筋単位　81
側方運動　131
組織液　10, 17
組織呼吸　30
咀嚼　128
咀嚼筋　130
咀嚼サイクル　129
咀嚼周期　129
咀嚼値　129
咀嚼能率　129
咀嚼能力　129
咀嚼力　132
ソマトトロピン　63
粗面小胞体　7

――― た ―――

第一心音　23

体液　10, 20
体液性免疫　69
体液性免疫抗体　13
体温　54
体温調節中枢　58, 59, 94
ダイクマロール　15
大循環　21
体循環　21
体性感覚　98
体性神経系　84, 87
大蠕動　41
大唾液腺　140
大腸　41
大動脈反射　34
第二心音　24
体熱の産生　55
体熱の放散　55
大脳基底核　94
大脳皮質　95
大脳辺縁系　94
胎盤　72
対流性熱移動　56
唾液　140
　――の性状　143
　――の生理作用　145
　――の組成　143
唾液アミラーゼ　145
唾液腺の生理作用　145
唾液分泌型免疫グロブリンA
　　146, 147
タキシス　13
多元平滑筋　81
多シナプス　92
多シナプス反射　92, 93
脱酸素（化）ヘモグロビン　12
田原の結節　22
単一刺激　77
単眼視　103, 104
単極胸部導出　25
単元平滑筋　81
炭酸・重炭酸緩衝系　15
単シナプス　92
単シナプス反射　92, 93
胆汁　38
単収縮　77
男性ホルモン　68
担体　6
単糖類　41
タンパク（質）緩衝系　11
タンパク（質）系　15

――― ち ―――

知覚神経　84, 98
中間期動揺　117
中間消化　36
中心位　121
中心咬合　120
中心咬合位　120
中枢神経系　84
中脳　93
腸液　38
調音　167
聴覚　106
聴覚野　108
腸管リンパ　17
腸相　37
腸の法則（スターリング）　41
聴野　108
跳躍伝導　85
直接視　103
直腸温　54
貯留唾液　141
チロキシン　61, 65

――― つ ―――

痛覚受容器　98, 151
痛点　151

――― て ―――

低張液　12
呈味物質　157
適刺激　99
テストステロン　68
電解質コルチコイド　62, 66
電気現象　8
伝導性熱移動　56

――― と ―――

導管（部）細胞　140
洞結節　22
瞳孔の近距離反射　101
瞳孔反射　93, 101
糖質コルチコイド　62, 66
投射　100
等尺性収縮　77
糖新生　65
頭声　166
頭相　36

の

脳幹　91
脳幹網様体　94
脳神経　87
脳神経核　88
脳脊髄液　17, 18
能動輸送　8
ノルアドレナリン　90

は

歯　112
　──の圧覚　152
　──の位置感覚　152, 153
　──の位置の標徴(位置感覚)
　能　153
　──の硬組織　112
　──の触覚　152
　──の動揺　117
肺活量　31
肺気量　30
肺呼吸　30
肺縮小反射　34
肺循環　21
肺伸展反射　34
排泄導管（部）細胞　141
ハイドロキシアパタイト　112
排尿　48
排尿反射　48
排便　41
排便反射　41
肺胞死腔　31
肺膨張反射　34
吐き気　139
吐き出し唾液　141
白筋　81
白質　91
拍動数　23
バソプレッシン　61, 64
パチニ小体　110, 151
発汗　56, 57
発汗中枢　58
白血球　12
発声器官　164
発熱　59
速い痛み　154
速い筋　81
パラクリン　60
パラソルモン　62
パラトグラム　168

等張液　12
等張性収縮　77
糖尿　68
糖尿病　68
洞房結節　22
動脈　20
動脈血　21, 32
特殊感覚　98
特殊心筋　22
ドライマウス　148
ドンダース空隙　122

な

内呼吸　30
内耳の機能　107
内受容器　98
内臓感覚　98, 111
内臓受容器　98
内部環境　3, 11
内分泌　60
内分泌腺　60
内膀胱括約筋　48
ナトリウムチャネル　8
ナトリウムポンプ　8

に

二次痛　154
二重支配　88
日内変動　54
日周リズム　69
二点弁別閾　151
二点弁別能　151
鈍い痛み　154
乳汁射出反射　72
乳汁分泌　72
乳腺刺激ホルモン　64
乳糜　17
ニューロン　85
尿　45
尿管　48
尿細管　44, 47
尿崩症　64

ね

ネフロン　44
粘弾性体　78

ひ

針電極　80
歯リンパ　113, 155
半規管　109
反射　92
反射弓　92
反射性弛緩　39
反射性分泌　37, 38
反射唾液　141
反射中枢　92
半側発汗　58
反応時間　99
半母音　168

光感覚　100
光反射　101
非作業側　124
非刺激唾液　141
非侵害刺激　99
ヒス束　22
ビタミンK　15
非タンパク性呼吸商　52
皮膚受容器　98
皮膚節　88
皮膚反射　92
非ふるえ熱産生　55
表在性受容器　98
表在性痛覚　154
標準肢導出　25
病的口臭　148
表面電極　80
ビリキニン　41
ヒルジン　15
ピロカルピン　58

ふ

風味　157
フォルマント　167
不感蒸散　56
不完全強縮　78
副交感神経　87
副交感神経系　88
副甲状腺　66
副甲状腺ホルモン　62
腹式呼吸　31
輻射性熱移動　56
副腎アンドロジェン　62, 67
副腎髄質　67
副腎髄質ホルモン　62

索引　177

副腎皮質　66
副腎皮質刺激ホルモン　63
副腎皮質ホルモン　62
不減衰伝導　85
浮腫　17
不随意筋　76
不整脈　23
プチアリン　145
物理的体温調節　58
不適合刺激　99
不応期　23
プラトー（相）　24
振子運動　40
ふるえ　59
ふるえ熱産生　55
プルキンエ線維　22
ブルザ相当器官型リンパ球　13
ブローカ野　169, 170
ブロードマンの脳（地）図　91, 92, 96, 156
プロラクチン　64, 72
分節運動　40
分泌神経　84
分泌唾液　141
分娩　72

——— へ ———

平滑筋　76
平均血圧　26
閉経　71
閉口運動　130
平衡感覚　108
平衡砂　109
平衡側　124
平衡頂　109
平衡斑　109
閉口反射　132
ベインブリッジの効果　26
ベインブリッジの反射　26
ベータ受容体　90
ヘーリング-ブロイエルの反射　34
壁内神経叢　39
ベネット運動　125
ベネット角　125
ヘパリン　15
ヘマトクリット値　12
ヘモグロビン　12, 32
ヘモグロビン系　15
ベル-マジャンディーの法則　87
弁別閾　99
ヘンレ係蹄　45

——— ほ ———

母音　167
防御反射　92
膀胱　48
房室結節　22
放射性熱移動　56
ボウマン嚢　44
ボーア効果　33
ホールデン効果　33
歩調とり　22
歩調とり電位　25
勃起　74
勃起中枢　74
ホメオスタシス　3
ホルモン　60
ホルモン性分泌　38

——— ま ———

マイスネル小体　150
マイスネル神経叢　39
毎分心拍出量　23
膜消化　36
膜電位　8, 24
マクロファージ　14
末梢神経　84
末梢神経系　84, 87

——— み ———

ミオシン　78
味覚　157
　——の順応　160
　——の伝導路　162
　——の疲労　160
味覚閾値　159
味覚異常　160
味覚受容器　158
味覚障害　160
味覚性発汗　57
味覚唾液反射　143, 157
味細胞　158
味細胞の受容器電位　161
水利尿　61
ミトコンドリア　7
味盲　160

脈圧　26
脈波　23
脈拍数　23
味蕾　158
味蕾味覚　157

——— む ———

無髄線維　85
無声音　167

——— め ———

明順応　102
明所視　101
迷路反射　110
眼の調節　100
メラニン細胞刺激ホルモン　64
メルケル盤　151
免疫グロブリン　14, 69
免疫抗体　14

——— も ———

毛細血管　20
盲斑　101, 103
毛包受容器　151
網膜　100
モチリン　40
門脈　21, 41
モンロー-ケリーの原理　18

——— や ———

灼けつく痛み　154

——— ゆ ———

有感蒸散　56, 57
有機マトリックス　113
有髄線維　85
有声音　167
有性生殖　70
有毛細胞　106
輸血　16

——— よ ———

溶血　12
抑制性シナプス後電位　86
予備吸気量　30

178

予備呼気量　30

―――― ら ――――

ラセン器　106
卵形嚢　109
ランゲルハンス島　62
卵巣の機能　70
ランビエの絞輪　85
卵胞ホルモン　71

―――― り ――――

理学的消化　36
リソソーム　7
律動性収縮　82
両眼視　104
両方向性伝導　85
リンゴグラム　168
リン酸（塩）系　16
リン脂質二重層　6

リンパ液　17
リンパ球　13
リンパ循環　28
リンパ節　18

―――― る ――――

ルフィニ小体　110，150

―――― れ ――――

冷受容器　151
冷点　151
レニン　44，46
連関痛　156
連合野　96
攣縮　77

―――― ろ ――――

老眼　100

老視　100
濾過　8

―――― わ ――――

ワーラー変性　85

―――― 欧文 ――――

B細胞　13，69
ECG　25
EMG　80
GIP　37，40
M音位　122
pH　15
PTC　160
S音位　122
T細胞　13，14

索引　**179**

歯科衛生士テキスト　生理学	
1988 年 3 月 18 日　第 1 版第 1 刷発行	
1989 年 3 月 20 日　第 1 版第 2 刷発行	
1990 年 3 月 25 日　第 1 版第 3 刷発行	
1992 年 3 月 25 日　第 1 版第 4 刷発行	
1994 年 3 月 21 日　第 1 版第 5 刷発行	
1998 年 3 月 20 日　第 1 版第 6 刷発行	
2000 年 3 月 20 日　第 1 版第 7 刷発行	
2002 年 3 月 20 日　第 1 版第 8 刷発行	
2004 年 1 月 10 日　第 2 版第 1 刷発行	
2006 年 4 月 10 日　第 3 版第 1 刷発行	著　者　覚道 幸男(かくどう ゆきお)
2009 年 1 月 10 日　第 4 版第 1 刷発行	吉田 洋央(よしだ ようお)
2012 年 2 月 20 日　第 4 版第 2 刷発行	西川 泰敬(にしかわ やすたか)
2015 年 3 月 20 日　第 4 版第 3 刷発行	杉村 忠(すぎむら ただ)
2019 年 3 月 20 日　第 4 版第 4 刷発行	内橋 賢二(うちはし けんじ)
2022 年 3 月 20 日　第 4 版第 5 刷発行	

発行者　百瀬　卓雄

発行所　株式会社 学建書院

〒112-0004　東京都文京区後楽 1-1-15-3F
TEL（03）3816-3888
FAX（03）3814-6679
http://www.gakkenshoin.co.jp

印刷製本　三報社印刷㈱

©Yukio Kakudo et al., 1988. printed in Japan ［検印廃止］

[JCOPY]〈(社)出版者著作権管理機構 委託出版物〉

本書の無断複写は著作権法上での例外を除き禁じられています．複写される場合は，そのつど事前に，(社)出版者著作権管理機構（電話 03-5244-5088，FAX 03-5244-5089）の許諾を得てください．

ISBN978-4-7624-3175-3